河南省科技创新体系能力建设专项支持（军民协同创新创业大赛）

常见病病例解析丛书

消化系统疾病
病例解析

主审 卢忠生
主编 黄 锦

U0339234

郑州大学出版社

图书在版编目(CIP)数据

消化系统疾病病例解析／黄锦主编. — 郑州：郑州大学出版社，
2022.12

ISBN 978-7-5645-9337-7

Ⅰ．①消⋯ Ⅱ．①黄⋯ Ⅲ．①消化系统疾病－病案 Ⅳ．①R57

中国版本图书馆 CIP 数据核字(2022)第 251153 号

消化系统疾病病例解析

XIAOHUA XITONG JIBING BINGLI JIEXI

策划编辑	张 霞	封面设计	苏永生
责任编辑	张 霞 董 珊	版式设计	苏永生
责任校对	薛 晗	责任监制	李瑞卿

出版发行	郑州大学出版社	地 址	郑州市大学路 40 号(450052)
出 版 人	孙保营	网 址	http://www.zzup.cn
经 销	全国新华书店	发行电话	0371-66966070
印 刷	河南文华印务有限公司		
开 本	710 mm×1 010 mm 1／16		
印 张	11.5	字 数	176 千字
版 次	2022 年 12 月第 1 版	印 次	2022 年 12 月第 1 次印刷

书 号	ISBN 978-7-5645-9337-7	定 价	98.00 元

主审简介

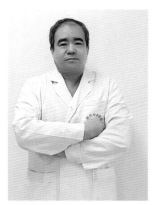

卢忠生，中国人民解放军总医院第一医学中心消化学部主任医师、副教授。

兼任中华医学会消化内镜学分会食管协作组副组长、中国医学装备学会消化病学分会早癌学组组长。曾赴日本北理大学做访问学者；应美国消化内镜学会邀请，赴美担任美国消化内镜医生技术培训教员。《中华消化病与影像杂志（电子版）》编委；《中华临床医师杂志（电子版）》特约编辑。

长期从事消化内科临床与研究工作，专业理论系统扎实，内镜技术全面精湛，在国内较早开展了消化道早癌的诊断和治疗工作，在消化道黏膜及黏膜下病变诊治、消化道出血及狭窄的处理、贲门失弛缓治疗等方面经验丰富。承担国家重点研发计划、全军医药卫生科研基金、北京市科技计划重大项目等。获军队科学技术进步奖一等奖 1 项、二等奖 1 项。参编专著 3 部。发表学术论文 30 余篇，其中 SCI 收录论文 10 余篇。

编委名单

主　审　卢忠生
主　编　黄　锦
副主编　岳　玮　温　静　张春燕　王东旭
编　委　（按姓氏笔画排序）

王　娜　新乡医学院（硕士研究生）

王子阳　中国人民解放军联勤保障部队第九八八医院消化内科

王东旭　中国人民解放军联勤保障部队第九八三医院消化内科

王晓旭　新乡医学院（硕士研究生）

冯　佳　中国人民解放军联勤保障部队第九八〇医院消化内科

冯海龙　中国人民解放军联勤保障部队第九八八医院消化内科

边绪强　中国人民解放军联勤保障部队第九八八医院消化内科

朱宏斌　中国人民解放军联勤保障部队第九八三医院消化内科

闫　斌　中国人民解放军总医院第一医学中心消化学部

杨　竞　中国人民解放军总医院第一医学中心消化学部

张春燕　中国人民解放军总医院第二医学中心保健六科

张洋洋　中国人民解放军联勤保障部队第九八八医院消化内科

张素娟　中国人民解放军联勤保障部队第九八三医院消化内科

岳　玮　中国人民解放军联勤保障部队第九八八医院全科医学科

耿献辉　中国人民解放军联勤保障部队第九八八医院消化内科

黄　锦　中国人民解放军联勤保障部队第九八八医院消化内科

盛如莉　洛阳市第六人民医院消化内科

常如琦　中国人民解放军总医院第一医学中心消化学部
　　　　（博士研究生）

智　佳　中国人民解放军联勤保障部队第九八〇医院消化内科

温　静　中国人民解放军联勤保障部队第九八四医院消化内科

序　言

　　消化系统疾病包括食管、胃肠、肝胆和胰腺等疾病。该书精选我国常见消化病，发病率高、患病人数众多，是现阶段需要进行重点防治的重大慢性病。

　　本书从病例的就诊、诊断和治疗入手，再从专业角度进行了系统而深入浅出的讲解，使读者容易理解疾病的发病原因、疾病的症状表现、各种检查的意义及预防治疗方法。

　　各章节编写的疾病概念、发病机制、检查手段、预防和治疗方法体现了现代专业进展，既对具有专业背景的临床工作者有一定参考价值，也对没有相关专业背景的读者有学习参考意义或作为科普读物阅读。科普学习是疾病防治的关键环节之一，对于降低疾病发生、提高生活质量、减少医疗支出都能起到事半功倍的作用，只有大众的健康意识不断得到提高和防治的科普知识得到应用，整体的健康水平和寿命才能真正提高。希望这本专业和易懂的读物，能对读者增强防病、治病的意识，树立科学的健康观念有所帮助。也希望作者和读者在今后使用该书时不断交流，进一步丰富该书的内容。

中国人民解放军总医院

2022 年 11 月于北京

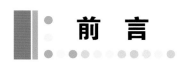

前 言

　　我毕业后长期在军队医院临床一线工作,主要从事消化系统疾病的诊断与治疗工作。在基层医院坐诊、管病房、做消化内镜检查治疗,每天接待大量的患者,感到近年来消化系统疾病越来越频发,且有逐年增多的趋势。相关资料显示,虽然消化系统疾病发病率高、种类繁多,但是很多是可防可治的。但在实际工作中,遇到不少患者由于缺乏防病、治病知识,往往错过了早发现、早治疗的机会,致使小病拖成大病,有的甚至酿成了悲剧。20余年的临床工作实践启发我,编写一本消化系统疾病方面通俗易懂的读物,既有助于更多的人掌握防病治病知识,还便于基层医务人员学习业务,这就是出版《消化系统疾病病例解析》这本书的初衷。

　　本书共分十一章,内容包括消化系统总论,胃炎、消化性溃疡,胃食管反流病,肠易激综合征,便秘,阑尾炎,痔,消化道肿瘤,胆石症,脂肪肝,胰腺炎,论述了各种消化系统疾病的类型、临床表现、预防和诊断治疗方法。为便于读者理解,每章都列举了病例,搭配了插图。试图运用具体的病例,图文结合的方法,向读者介绍消化系统疾病方面的基本知识。

　　消化病学知识面广,实践性强,发展很快。编者都是在军队医院工作的临床医生,由于水平有限,书中难免存在缺点和不足,衷心希望广大读者提出宝贵的意见。本书编写过程中,编者参阅了大量的医学文献,在此对原作者表示感谢。

黄　锦

2022 年 11 月于郑州

目 录

第一章 消化系统总论

健康是人生最宝贵的财富，也是广大人民群众的共同追求。人民健康是社会文明进步的基础，是民族昌盛和国家富强的重要标志，它连着千家万户的幸福，关系国家和民族的未来。但在现实生活中，虽然人人都希望拥有一副好身体，由于对预防大于治疗的重要性认识不足，往往比较注重治疗而轻视了预防。

《黄帝内经·素问》中讲道："是故圣人不治已病治未病，不治已乱治未乱，此之谓也。夫病已成而后药之，乱已成而后治之，譬犹渴而穿井，斗而铸锥，不亦晚乎？"说明中医在几千年前就提出了"未病先防，防重于治"的重要理论。

第一节　消化系统的构成

消化系统由消化道和消化腺组成（图1-1）。消化道是一条长长的由肌肉组成的管状结构，包括口腔、咽、食管、胃、小肠、大肠等。消化腺包括唾液腺、肝脏、胰腺，是食物摄取、转运、消化、吸收及代谢的重要场所。人体就像一台精密的机器，所需的物质、能量都离不开消化系统的供应。

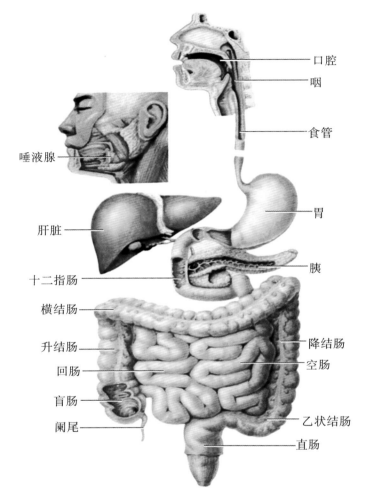

图 1-1　消化系统的组成

一、食管

　　食管像一条长长的隧道,约 30 cm 长,如同一个传送带,将咀嚼后的食物运送至胃内。大部分超载、超长、不合规的危险物品,比如鱼刺、骨头、铁环等都会在这里被拦下来。一旦食管被鱼刺等异物卡住,不要迷信偏方,喝醋或者猫的唾液这些都是被证明无效的,禁食水并及时就医才是正确的选择(图 1-2)。

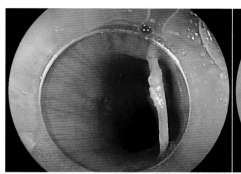

A.内镜下可见食管中卡住的鱼刺

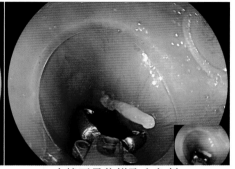

B.内镜下异物钳取出鱼刺

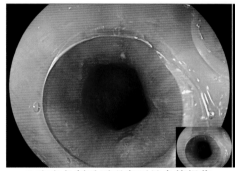

C.取出鱼刺后再观察可见食管损伤

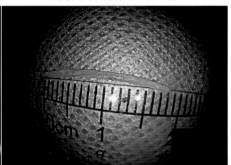

D.取出的鱼刺长达1.8 cm

图1-2　食管鱼刺异物内镜下取出术

二、胃

胃像一个具有超强伸缩性的"桑拿池"（图1-3），分泌的胃酸在消化食物、清除细菌中起到重要的作用。食物在这里要经过胃壁反复的揉搓，以及至少2小时的胃酸浸泡，初步被分解成细碎的食糜送往下一站。如果食用大量刺激性或者不干净食物就会导致胃的急性炎症，诱发机体防御机制，将食物呕吐出来。

而幽门螺杆菌则能天然抵抗这种强酸环境，并破坏胃黏膜，导致一系列疾病发生，是目前被发现唯一能在胃内生存的细菌，本书第二章会针对幽门螺杆菌进行详细讲解。

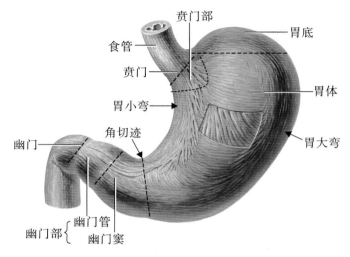

图 1-3　胃的形态和分部

三、小肠

食物通过胃的初步消化成食糜,并在十二指肠经过胆汁和胰液的混合搅拌,之后就来到了小肠,小肠是吸收营养物质的主要部位。成人的小肠有 6 ~ 8 m 长,与个人的身高相关。小肠黏膜表面分布着密密麻麻的绒毛,就像一根根的吸管伸入肠腔,将被消化的营养物质收集起来,送入血液循环,运送至肝脏,参与物质能量的合成、利用。

四、肝脏和胰腺

肝脏是人体最大的实质性器官,也是物质代谢最活跃的器官。食物在消化道被分解成小分子物质之后送往肝脏,几乎参与了体内的一切代谢过程,被称为物质代谢的中枢、人体最大的化工厂。

胆汁主要是由肝脏分泌的消化液,主要用于将大分子的脂肪乳化成小分子,从而被小肠绒毛吸收。胆囊作为临时"储存罐",只有收到进食的信号才会"开闸放胆"。如果长期不规则进食,胆汁便会过度浓缩,容易析出结晶并形成胆结石,胆结石阻塞胆囊出口便会导致胆绞痛、胆囊炎。

胰液是胰腺分泌的消化能力最强、功能最全面的消化液,内含各种强大的淀粉酶、蛋白酶、脂肪酶等,是消化食物的主力军。胆结石、炎症感染或大量饮酒容易诱发胰酶激活,消化胰腺自身组织,导致胰腺炎,严重者可危及生命。

五、大肠

大部分营养物质被小肠吸收后,留下的食物残渣被送往大肠。经过彻底的废物利用后以粪便的形式被排出体外。大肠的管腔里面有大量的微生物,总重量能达到 2 kg,差不多有 1000 万亿个细菌,因此称肠道为一个器官,不如说是一个生态系统更为确切。它们担负着对食物残渣的进一步分解、发酵的职责,人体所需的多种维生素也是在这里合成。

第二节　胃肠道的特点

消化系统的功能不仅仅是消化和吸收。早在 2000 年前西方医学奠基人、古希腊著名医生希波克拉底便提出"所有疾病都始于肠道"的观点,随着现代医学对肠道菌群的研究,这个观点逐渐被证实。

一、胃肠道是与外界环境接触面积最大的器官

我们人体很多系统是不和外界接触的,比如循环系统、内分泌系统、神经系统等。但是能与外界环境接触的器官中,胃肠道是面积最大的。胃肠道黏膜,特别是小肠黏膜的表面积全部展开可达 200 m^2,胃肠道上皮提供了环境与人体之间最大的黏膜屏障。如果胃肠道黏膜屏障受损,就会导致疾病的发生。近年来,随着环境污染和食品安全问题的出现,胃肠道也成为"污染"的回收站、疾病的发源地。

二、胃肠道是人体最大的内分泌器官

胃肠道除了担负消化吸收功能以外,还行使内分泌器官功能,胃

肠道具备40余种内分泌细胞,内分泌细胞的数量远超其他内分泌器官的总和,分泌的胃肠激素对胃和肠的调节起关键作用,并参与调节血糖水平和维持机体新陈代谢(表1-1)。

表1-1 常见胃肠激素

产物	生理作用	释放部位	相关疾病
促胃液素（胃泌素）	刺激胃酸分泌,腺体增生	胃及十二指肠	溃疡
胆囊收缩素	刺激胆囊收缩、胰酶碳酸氢盐分泌	十二指肠、空肠	肥胖
促胰液素	刺激胰胆碳酸氢盐、胃蛋白酶分泌	十二指肠	
抑胃肽	刺激胰岛素分泌,抑制胃酸分泌	十二指肠、空肠	糖尿病、肥胖
胃动素	刺激胃十二指肠运动	十二指肠、空肠	肠易激综合征、胃轻瘫
胰多肽	抑制胰液和胆汁分泌	胰腺	溃疡、肿瘤
肠高血糖素	提高血糖	空肠	
生长抑素	抑制其他肽类激素的释放	胃肠、胰腺	胆结石
血管活性肠肽	刺激肠及胰分泌、松弛括约肌及肠环形肌	胃肠道黏膜及平滑肌	短肠综合征、尿毒症
内因子	结合维生素 B_{12},促进吸收	胃壁细胞	恶性贫血
组胺	刺激胃酸分泌	肠黏膜	
胃酸	食物初始消化、防止感染	胃	溃疡

三、胃肠道是人体最大的免疫器官

肠道免疫功能可以占全身免疫功能的70%左右,人体分泌免疫球蛋白的细胞70%~90%分布在肠道,并且全身90%的循环免疫球蛋白直接作用于肠腔,在维持肠道免疫监视、清除病菌及阻止病菌对黏膜的黏附等方面发挥重要作用。肠道菌群的存在也帮助维持免疫系统的平衡与和谐。

四、胃肠道是人体最大的情绪器官

胃肠道还拥有自己独立的神经系统,有超过1亿的神经细胞,堪称人的"第二大脑"。胃肠道的功能与人体的情绪波动密切相关,如果精神压力过大、情绪紧张、过度劳累等可能会导致胃肠功能异常,引起胃肠道不适症状,例如:生气会胃痛、伤心导致食欲下降、紧张能引起腹泻。古文中的"心宽体胖、为伊消得人憔悴"是有道理的。

第三节　常见的消化科急症

一、腹痛

腹痛是急诊科常见症状,因腹痛而住院的成年人占18%~42%,这个数字在老年人中上升至66.7%,并且许多人需要接受手术治疗。

儿童腹痛常见的病因是蛔虫症、肠系膜淋巴结炎与肠套叠等。青壮年则多见溃疡、胰腺炎,中老年则多见胆囊炎、胆结石、癌症与心肌梗死。异位妊娠、卵巢囊肿蒂扭转、黄体破裂则是妇女急腹症的常见原因。

腹痛的病因极为复杂,涉及炎症、肿瘤、出血、梗死、穿孔、创伤以及功能障碍等,并与消化科、心血管科、泌尿科、妇产科、普外科等学科相关,需要与数十种疾病相鉴别,甚至约40%的腹痛患者在出院时仍没有明确的诊断(图1-4、图1-5和表1-2)。即便是经验丰富的急诊医师,每当面对原因不明的急性腹痛患者,都像在开盲盒,一旦处理不当将产生严重后果,甚至危及患者生命。

右上腹部	上腹部	左上腹部
右中腹部	中腹部	左中腹部
右下腹部	下腹部	左下腹部

图1-4 腹部九分区

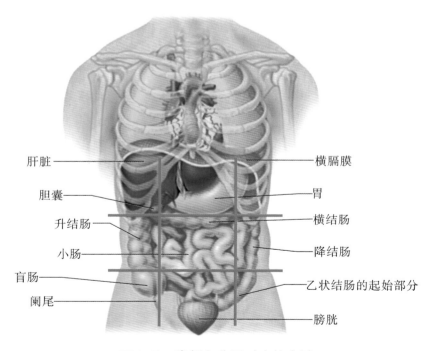

肝脏 ——— 横膈膜

胆囊 ——— 胃

升结肠 ——— 横结肠

小肠 ——— 降结肠

盲肠 ——— 乙状结肠的起始部分

阑尾 ——— 膀胱

图1-5 腹部九分区对应的内脏

表 1-2　引起腹痛的常见病变

腹痛部位	常见病变
右上腹部	胆囊炎、胆结石、胆总管结石、急性肝炎、肝脓肿、十二指肠溃疡穿孔、右下肺及膈胸膜炎症、右侧肋间神经痛、结肠肝曲病变
上腹部	胃肠炎、消化性溃疡或穿孔、阑尾炎早期、胰腺炎、心肌梗死、胆绞痛、主动脉夹层
左上腹部	胃炎、消化性溃疡、胰腺炎、脾破裂、左侧肋间神经痛、心绞痛、左下肺及膈胸膜炎症、结肠脾曲病变
右中腹部	输尿管结石、升结肠病变、肠梗阻
中腹部（脐周）	小肠梗阻、阑尾炎早期、胃肠炎、胰腺炎、主动脉夹层、腹主动脉瘤、药物或毒素引起的急性腹痛
左中腹部	输尿管结石、降结肠病变、肠梗阻
右下腹部	阑尾炎、输尿管结石、炎性肠病、睾丸扭转、泌尿生殖系统感染、异位妊娠、卵巢囊肿蒂扭转
下腹部	尿潴留、急性前列腺炎、卵巢囊肿蒂扭转、异位妊娠破裂、痛经
左下腹部	乙状结肠扭转、输尿管结石、炎性肠病、睾丸扭转、泌尿生殖系统感染、异位妊娠、卵巢囊肿蒂扭转

需要特别注意的是有三类人群特别容易被延误：老年人、免疫力低下者和育龄妇女，原因是前两者早期常无明显腹部体征，而老年患者发生血管性疾病的风险增加，育龄妇女因妇科疾病及妊娠相关的干扰增大了诊治难度。因此建议一旦出现急性腹痛或反复腹痛症状无缓解时要及时就医，配合医生明确诊断。

二、黄疸

黄疸是由于血浆中胆红素浓度增高（>34.1 μmol/L）并沉积于组织中，引起巩膜、皮肤、黏膜以及其他组织和体液发生黄染的现象，胆红素来源于衰老的红细胞，经肝脏代谢后经肠道和肾脏排出，因此黄疸是肝脏疾病或者溶血性疾病的重要体征。

根据胆红素的性质大体可分为:①以非结合胆红素升高为主的溶血性黄疸、胆红素结合障碍、新生儿生理性黄疸等。②以结合胆红素升高为主的梗阻性黄疸(胆结石、胰头癌、胆管结石等)、胆汁淤积性黄疸(肝炎、药物性肝病等)。

主要临床症状为巩膜、皮肤黄染,伴随小便发黄,大多为深黄色甚至茶色。黄疸需要和胡萝卜素黄皮病或药物副作用相鉴别,黄皮病通常是进食大量胡萝卜、南瓜、橘子等诱发的色素沉着,无巩膜黄染,结合近期进食情况较容易鉴别。

任何黄疸的患者均应检测肝功能,及时就诊明确病因,专科进一步诊治。

三、腹泻

首先要明确的是,正常大便次数并非普通大众所认为的 1 次/天,只要没有不适症状,且常年稳定的排便,1 次/(2 ~ 3)天或 2 ~ 3 次/天均为正常排便。

腹泻是指每日排便 3 次及以上,或明显超过平日习惯的频率,粪质稀薄或水样便,常伴有排便急迫感及腹部不适等症状。14 天以内的腹泻称为急性腹泻,而病程超过 4 周的称为慢性腹泻,介于两者之间的称为持续性腹泻。

一些病导致的腹泻可有特征性的腹泻症状,如:阿米巴痢疾排便呈果酱色,伴奇臭;细菌性痢疾、炎症性肠病及结肠癌等可有黏液脓血便;急性出血坏死性肠炎及副溶血性弧菌感染性肠炎可为洗肉水样血便;慢性胰腺炎等吸收不良性腹泻患者,粪便中可见油层漂浮于水面,或含食物残渣;肠结核或肠易激综合征患者常有腹泻与便秘交替现象。

每个人一生中都会出现腹泻,虽然大部分病程较短,且可以自愈。但从全球范围来看,腹泻仍然是第二常见的致死性原因。因此,腹泻情况较重,出现以下几种情况时,需及时就诊:极度乏力、精神淡漠者;大量水样便伴频繁呕吐不能饮水、进食者;每日排便超过 6 次;血样便;剧烈腹痛;发热超过 38.5 ℃;年老(>70 岁)、体弱者。

四、呕血和便血

呕血通常见于上消化道出血,指喉部以下,食管、胃十二指肠、胆胰疾病和胃空肠吻合术后吻合口附近的疾病引起的出血。呕血的颜色会随着血液在胃内停留时间的延长,而颜色由鲜红色、暗红色变至咖啡色。鼻腔、口腔及咽喉部的出血虽然都经口腔吐出,但通常不伴有呕吐症状,需与此相鉴别;而呼吸道疾病出血前多伴有咳嗽,为鲜红色血液,血中有泡沫,称为咯血。

便血可分为黑便和血便。黑便常见于上消化道出血,血液内的铁在肠内经硫化物作用而形成硫酸亚铁,使粪便黑而发亮,呈柏油样便;下消化道出血的便血多为暗红色或鲜红色,出血部位越低、出血速度越快、出血量越大,血便颜色越红。部分上消化道出血因出血速度快、出血量大也可表现为红色血便。

消化道出血的原因较多,大体可归纳为:感染或物理因素引起的胃肠黏膜损伤、消化性溃疡、消化道肿瘤、消化道血管病变、消化道邻近器官或组织的疾病、血液病等。进食动物血和肝脏、铋剂、铁剂、碳粉以及某些中药后,也可使粪便呈黑色。食用红心火龙果可使尿液及大便呈鲜红或紫红色。

当出血量过大,出现冷汗、口渴、头晕乏力、四肢厥冷、心慌及少尿等症状时,提示大量失血,应立即就诊,其间禁食水,避免加重出血并有利于进一步检查、治疗。就诊时向医生详细提供慢性病史、近期服药史、饮酒史、饮食史,详细描述出血性状及出血量,最好手机拍照以供参考,可以帮助医生迅速判断病情、及时救治。如既往有慢性肝病史,则有可能为食管静脉曲张性出血,病情变化迅速,随时可能危及生命,不论病情轻重均应急诊住院治疗。

五、腹水

腹腔积液超过300 mL便称为腹水。单纯腹水在少量时一般无明显症状,多数患者就诊原因为大量腹水导致腹胀难以耐受,或者其他伴随症状,如发热、腹痛、黄疸、胸闷、食欲缺乏、乏力、消瘦等。

腹水根据形成原因可分为肝源性腹水(肝硬化、肝癌、肝衰竭、门静脉血栓形成等)、心源性腹水(充血性心力衰竭等)、肾源性腹水(肾病综合征、尿毒症等)、胆胰源性腹水(重症胰腺炎、胆道或上消化道穿孔等)、肿瘤性腹水等。其中最常见的病因是肝硬化,占到了所有腹水成因的85%。

腹水成因复杂且隐匿,腹腔穿刺腹水化验为首选检查,部分腹水病因难以明确,需联合彩超、计算机断层扫描、磁共振成像、脱落细胞学等检查进一步诊治。

第四节　消化系统常用检查

一、彩超

超声检查是利用人体不同组织对超声波的反射规律进行观察的检查方式。超声检查对血管和软组织的显像效果比较好,具有方便、快捷、便宜、对人体无危害等优点,对孕妇、幼儿等特殊人群有独特的优势。但是对骨骼和脑部的检查受限,受气体干扰较大,而且检查结果受检查医生的技术和主观因素影响较大。

腹部彩超主要应用于腹腔内实质性器官的检查,如肝、胆、胰腺、脾,还包括肾和输尿管,对腹腔内良恶性病变的鉴别有一定的辅助诊断价值。超声的探头无法穿透气体,因为胃肠道内有大量气体,所以彩超一般不能用于对胃和肠进行检查。

介入超声作为现代超声医学的一个分支,可以在实时超声的监视和引导下完成各种穿刺活检、注射药物治疗等操作,达到与部分外科手术相当的效果。

二、计算机断层扫描和磁共振成像

计算机断层扫描(CT)检查是利用 X 射线对人体扫描后,经计算机处理后得出的断层图像。磁共振成像(MRI)检查是利用人体不同组织的氢原子核在强大的磁场作用下产生共振,再经计算机进行数据重建后形成的图像。

两种检查具有显像清晰、无创伤性等优点，可以直观地呈现人体组织结构。其中，CT 对胸部病变、一些出血性疾病以及骨骼方面的诊断有一定的优势，但因高剂量的 X 射线辐射，对孕妇、儿童不适用，且对碘过敏、严重肝肾功能损伤、甲状腺功能亢进患者无法行增强 CT 检查。而 MRI 因无射线伤害，部分软组织显影较 CT 更清晰，是一些特殊情况下的另一种选择。

CT 及 MRI 对腹腔内病变，尤其是肝、胰等实质脏器及胆系的病变有重要诊断价值，还可通过磁共振胰胆管成像（MRCP）对胆管和胰管病变显影。在静脉中注射对比剂后，可对部分良恶性肿瘤进行鉴别，不仅可以在手术前判断是否发生腹腔及邻近器官的转移，也是术后评估肿瘤是否复发的主要检查手段。

三、消化道造影

消化道造影是通过口服对比剂，让对比剂覆盖消化道管腔表面，显示消化道的轮廓，再被 X 射线投影后形成的图像。在没有胃肠镜检查的年代，消化道造影是消化道疾病的主要检查方法。

消化道造影检查主要用于显示消化道病变的形态——胃下垂、食管裂孔疝、贲门失弛缓等，以及像十二指肠淤滞、胃肠功能紊乱等消化道动力异常，在胃肠镜普及的今天，仍有不可替代的优势。而且操作简单、费用较胃肠镜便宜，特别适用于对心肺功能不能耐受胃肠镜检查的患者。

四、消化内镜

消化内镜技术的更新经历了由硬式内镜、纤维内镜到目前电子内镜的 3 个阶段。电子内镜检查可以通过摄像头直接地观察消化道腔内的各种病变，并可取活组织做病理检查，还可摄影和录像。由于消化道肿瘤发病率日益增高，胃肠镜检查目前已在大部分医院作为常规体检项目。根据不同检查部位的需要，内镜可分为胃镜、结肠镜、十二指肠镜、小肠镜、胆道镜和胶囊内镜等。

胃镜检查可清晰地观察从食管、胃、十二指肠球部到降部的黏膜，用于诊断上消化道病变及治疗后的随访复查。特别是对于上消化道出血的患者，在条件允许的情况下行急诊胃镜明确出血原因，并行镜下止血。

结肠镜可用于回肠末段、全结肠及直肠的黏膜检查，普遍用于结直肠常见疾病的诊断及镜下治疗。结肠镜检查前需禁食并做肠道准备。

十二指肠镜为侧视镜，可清楚显示十二指肠降段病变并活检。可行内镜逆行胰胆管造影（ERCP），用于诊断各种胆管相关疾病，如胆系结石、肿瘤及胰腺肿瘤、胰管畸形等，并行镜下取石、活检、支架植入等治疗。随着 MRCP 技术的推广应用，单纯的诊断性 ERCP 已很少，目前主要用于治疗性操作。

在小肠镜问世之前，小肠的检查只能通过消化道钡剂造影、选择性动脉造影、CT、MRI 等间接影像学检查。随着胶囊内镜和小肠镜的问世，对于原因不明的腹痛、腹泻、小肠梗阻和小肠出血，临床上有了更为直观的检查方式，但由于胶囊内镜成像质量不高、移动性不可控、受肠道动力影响极大、不能进行镜下取材等操作，目前主要用于临床检查。而小肠镜虽然较胶囊内镜操纵性更强，并可行内镜下病理活检、镜下治疗等操作，但因费用高、麻醉时间较长、患者较不易耐受，一般在小肠 CT 或胶囊内镜检查的基础上有选择性地进行。

近年来随着科技的发展，内镜不同的功能被不断开发，新型内镜不断出现：超声内镜、染色内镜、激光共聚焦内镜、放大内镜和自体荧光内镜等，均可在各自的领域独当一面。

（冯海龙）

第二章 胃炎、消化性溃疡

病例解析一

主要症状 间断上腹痛 10 年,再发 1 个月。

病史 患者,女性,45 岁。平素体健,无基础疾病,喜腌制食物。患者 10 年前出现上腹部胀痛不适,无他处放射,疼痛可耐受,伴食欲缺乏、嗳气、口苦,无呕血、黑便、发热、消瘦等。10 年来上述症状反复出现,未正规诊治。自行口服"奥美拉唑肠溶胶囊、枸橼酸莫沙必利片、复方消化酶片"等药物治疗后症状好转。1 个月前再次出现上腹部饱胀不适,进食后加重,活动后缓解,未用药,即来我院。

临床检查 一般情况可,腹部体检无特殊发现。

辅助检查 腹部彩超检查无异常。胃镜:胃窦黏膜红白相间,以白为主,皱襞变平,黏膜血管显露。病理:(胃窦)固有腺体肠上皮化生。[13]C 尿素呼气试验:幽门螺杆菌阳性。

诊断 慢性萎缩性胃炎(中度)伴幽门螺杆菌感染。

治疗经过 给予四联抗菌药物清除幽门螺杆菌,疗程 14 天。患者症状缓解。

随访 停药 1 个月后再次复查[13]C 尿素呼气试验:幽门螺杆菌阴性。

病例解析二

主要症状 上腹痛 7 天,黑便 1 天。

病史 患者,男性,24 岁。平素身体健康,无家族史。7 天前患者大量饮酒后出现上腹痛,阵发性,空腹时明显,进食后稍缓解,偶夜间疼醒,无放射,伴反酸、恶心、嗳气,无呕吐、发热等不适,自行口服"雷尼替丁胶囊",疼痛稍缓解。1 天前解黑色糊状便一次,约 300 g,无黏液及鲜血,无头晕、心慌不适。遂来我院。

临床检查 一般情况可,上腹部压痛,无反跳痛,肠鸣音正常。

实验室检查 血常规、生化、凝血等无异常。

辅助检查 腹部彩超无异常。胃镜:十二指肠球部前壁可见一大小约 2.0 cm×2.0 cm 圆形溃疡,中心覆白苔,伴渗血,周围黏膜充血水肿,幽门螺杆菌(+)。

诊断 十二指肠球部溃疡(A1)。

治疗经过 给予四联抗菌药物清除幽门螺杆菌,疗程 14 天后质子泵抑制剂(PPI)和黏膜保护剂继续服用,总疗程 6 周。

随访 8 周后复查胃镜,胃窦可见溃疡瘢痕形成,愈合良好。停药 1 个月后复查^{13}C 尿素呼气试验:幽门螺杆菌阴性。

病例解析三

主要症状 上腹痛 2 个月。

病史 患者,女性,55 岁。冠心病病史 3 年,长期口服"阿司匹林肠溶片",2 个月前出现上腹痛,为间断性胀痛不适,进食后加重,部分影响生活,疼痛难以耐受,无放射,伴嗳气、反酸、食欲缺乏,无呕血、黑便、发热、消瘦等。自行口服"奥美拉唑肠溶胶囊"后症状稍缓解,停药后症状仍反复出现。遂来我院。

临床检查 一般情况可,上腹部压痛,无反跳痛,肠鸣音正常。

实验室检查 血常规、生化、凝血、肿瘤标志物等无异常。

辅助检查 腹部 CT 无明显异常。胃镜:胃窦前壁可见一处大小约 1.5 cm×1.5 cm 圆形溃疡,覆薄白苔,周围黏膜充血糜烂。病理:(胃窦前壁)黏膜慢性炎,幽门螺杆菌(+)。

鉴别诊断 胃镜检查如见溃疡,必须进行良性溃疡(胃溃疡)和恶性溃疡(胃癌)的鉴别;进行胃镜检查时,医生凭肉眼观察良恶性比较困难,目前染色内镜、放大内镜虽然对鉴别有一定帮助,最终确诊仍靠取材病理诊断,而且由于各种原因,活检病理有漏诊可能,部分患者需反复活检或复查后再次活检以鉴别良恶性。另外需与胃泌素瘤相鉴别;胃泌素瘤的溃疡常发生于不典型的部位,难愈合,实验室检查对诊断有所帮助。

诊断　胃溃疡(A1)。

治疗经过　给予四联抗菌药物清除幽门螺杆菌,治疗14天后继续服用PPI和黏膜保护剂,总疗程8周。

随访　8周后复查胃镜,胃窦可见溃疡瘢痕形成,愈合良好。停药1个月后复查^{13}C尿素呼气试验:幽门螺杆菌阴性。

以上3个病例中有一个共性,均发现幽门螺杆菌(+),幽门螺杆菌是引起胃黏膜萎缩和消化性溃疡的重要病因,幽门螺杆菌感染几乎都会引起胃黏膜活动性炎症。因此,慢性萎缩性胃炎和消化性溃疡的患者一旦确定有幽门螺杆菌感染,没有禁忌证的情况下,都需积极进行清除幽门螺杆菌治疗。

第一节　幽门螺杆菌

一、幽门螺杆菌的发现

20世纪70年代后期,澳大利亚Perth医院的病理科医生Warren注意到胃黏膜炎症与一种弯曲状细菌的存在密切相关,怀疑是这种细菌引起了胃黏膜炎症。为了深入研究,他和内科医生Marshall合作培养了这个细菌。Marshall医生还亲自吞服了细菌培养液,导致自己的胃内感染了细菌,随后胃镜检查活检发现胃内有炎症细胞,诊断为胃炎。又服用了抗生素,消灭了细菌,证实胃内确实存在这种细菌,且这个细菌与胃炎产生有关。两人把发现的这个细菌命名为幽门螺杆菌(Hp)(图2-1)。2005年,Warren和Marshall两位医生因为发现幽门螺杆菌而共同获得诺贝尔生理学或医学奖。

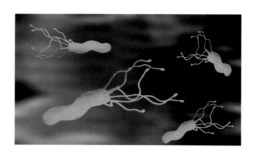

图 2-1　幽门螺杆菌

二、幽门螺杆菌的感染情况

幽门螺杆菌感染是人类常见的慢性感染之一,目前全球仍有约半数人口感染了幽门螺杆菌,但在不同的国家和地区其感染率是不同的。发病率的高低与性别无关,但与社会经济水平、人口密集程度、公共卫生条件以及水源供应有密切的关系。一般存在以下规律:①发展中国家高于发达国家;②卫生经济条件差的国家地区高于卫生经济条件好的国家地区;③农村高于城市;④成人高于儿童。我国的幽门螺杆菌感染率为 40%~60%,与全球平均感染率相当。与 30 余年前相比,西方国家中的幽门螺杆菌感染率已显著下降,目前为 15%~25%(下降>30%)。我国 30 余年来下降了 10%~20%。

三、幽门螺杆菌与疾病的关系

(一)幽门螺杆菌与胃炎

我国人群中慢性胃炎的患病率达一半以上,幽门螺杆菌感染会引起慢性活动性胃炎,70%~90% 的慢性活动性胃炎由幽门螺杆菌感染所致。长期幽门螺杆菌感染后在遗传因素和环境因素共同作用下,20%~30% 患者可发生胃黏膜萎缩/肠化生。且随着感染时间延长,胃黏膜萎缩/肠化生发生率和程度逐渐增加。根除幽门螺杆菌可在很大程度上防止胃黏膜萎缩/肠化生的发生和发展,也就是说根除前未发生胃黏膜萎缩/肠化生者可预防其发生,根除前已有胃黏膜萎缩/肠化生者可预防其加重。

（二）幽门螺杆菌与消化性溃疡

70%～90% 的消化性溃疡由幽门螺杆菌感染所致。15%～20% 的幽门螺杆菌感染者会发生消化性溃疡。根除幽门螺杆菌可加快溃疡愈合，提高溃疡的愈合质量。绝大多数消化性溃疡可以彻底治愈，减少并发症的发生，并且还能显著减少溃疡复发。

（三）幽门螺杆菌与消化不良

感染了幽门杆菌可导致胃肠激素水平发生变化，从而影响胃酸的分泌；胃黏膜炎症反应可导致胃十二指肠对外界刺激的高敏感性，还可引起运动节律的变化，这些改变就可引起消化不良症状的产生。幽门螺杆菌感染者中约 10% 可产生单纯的消化不良症状，根除幽门螺杆菌不仅可预防消化不良症状发生，与其他治疗方案相比，也是最有效、最经济的方案。

（四）幽门螺杆菌与胃癌

2021 年 12 月，美国卫生及公共服务部下属美国毒理研究所公布了第 15 版致癌物报告。此次报告相比于第 14 版增加了 8 种新的致癌物。其中最引人注意的就是幽门螺杆菌慢性感染被列为明确的人类致癌物。明确了幽门螺杆菌感染与胃癌的关系。约 89% 的非贲门部癌和 20% 的贲门部癌的发生归因于幽门螺杆菌感染。我国是胃癌高发国家，感染者中最终有 4%～5% 的个体发生胃癌。胃癌的发生是幽门螺杆菌感染、遗传因素和环境因素共同作用的结果；幽门螺杆菌感染是胃癌发生中最重要的也是可控的危险因素。肠型胃癌目前已被认为是一种可预防的疾病，一级预防（根除幽门螺杆菌、纠正不良饮食习惯）和二级预防（胃癌筛查，高危人群随访）有效结合，可使肠型胃癌的发生风险降低 90%。根除幽门螺杆菌总体上可降低 50% 以上胃癌发生风险。

（五）幽门螺杆菌与胃黏膜相关淋巴组织、淋巴瘤

幽门螺杆菌感染是胃黏膜相关淋巴组织淋巴瘤的主要病因，证据如下：①胃黏膜相关淋巴组织淋巴瘤患者中幽门螺杆菌感染率达 90% 以上；②根除幽门螺杆菌治疗对胃黏膜相关淋巴组织淋巴瘤有效；

③体外研究表明,胃黏膜相关淋巴组织淋巴瘤组织含有对幽门螺杆菌具有特异免疫反应的 T 淋巴细胞,这些 T 淋巴细胞可促进黏膜相关淋巴组织淋巴瘤细胞增殖。此外,部分幽门螺杆菌阴性的胃黏膜相关淋巴组织淋巴瘤患者在抗幽门螺杆菌治疗(抗生素治疗)后也得到不同程度缓解。

(六)幽门螺杆菌与其他胃病

《第四次全国幽门螺杆菌感染处理共识》已推荐胃增生性息肉、淋巴细胞性胃炎和梅内特里耶病(巨大肥厚性胃炎)作为根除指征。根除幽门螺杆菌可使约 70% 的增生性息肉缩小或消失。随机对照研究显示,半数以上淋巴细胞性胃炎根除幽门螺杆菌后淋巴细胞浸润得到消退;多个病例报道显示,根除幽门螺杆菌治疗胃梅内特里耶病有效。这些疾病临床上少见或缺乏其他有效治疗方法,根除幽门螺杆菌显示有效,值得推荐。

(七)幽门螺杆菌与胃外疾病

目前认为幽门螺杆菌感染涉及多系统疾病,研究主要集中在动脉粥样硬化相关性血管疾病、血液系统疾病及皮肤病。目前比较确定,研究证据充分的疾病是不明原因的缺铁性贫血和原发免疫性血小板减少症以及维生素 B_{12} 缺乏病。

1. 不明原因的缺铁性贫血　　是由于体内铁储备耗竭导致的贫血。病因主要有铁摄入减少、铁丢失过多和铁需求量增加。然而,约 10% 的缺铁性贫血患者并非上述病因引起,被称为不明原因缺铁性贫血。证据表明,不明原因缺铁性贫血患者中一半以上由幽门螺杆菌感染所致,根除幽门螺杆菌可使约 70% 患者得到彻底治愈,根除幽门螺杆菌的同时补充铁剂能获得更显著的效果。幽门螺杆菌感染诱发缺铁性贫血的确切机制尚不完全清楚,可能与其感染干扰了铁的吸收和增加铁的丢失有关。

2. 原发免疫性血小板减少症　　既往称特发性血小板减少性紫癜,是一种获得性自身免疫性出血性疾病。大量研究表明,抗幽门螺杆菌治疗可以使部分合并其感染的原发性免疫性血小板减少症患者的血小板计数升高。可能机制为幽门螺杆菌的某些成分与血小板表面抗原之间存在相似的抗原表位,即所谓的分子模拟,幽门螺杆菌某些成分和血小板表面抗原反应产生交叉反应抗体,从而导致了该病的发生。目前国际成人和儿童幽门螺杆菌感染处理共识指南均将该病列为根除指征。

3. 维生素 B_{12} 缺乏症　有研究显示,幽门螺杆菌感染可能与维生素 B_{12} 吸收不良相关,根除幽门螺杆菌可作为维生素 B_{12} 缺乏的一种辅助治疗方法。

四、幽门螺杆菌的检测

(一)哪些人需要检测幽门螺杆菌

1. 30 岁以上,家有老人和小孩,尤其是带孩子的老人。计划备孕的夫妇。

2. 患有慢性胃炎、胃溃疡、十二指肠溃疡等胃部疾病者。

3. 经常反酸、烧心、消化不良、食欲缺乏或胃痛者。

4. 口臭、口干、口苦、口腔异味、口腔溃疡者。

5. 经常到餐馆就餐,常食生食者。

6. 拒绝胃镜检查者。

7. 长期服用非甾体抗炎药(如阿司匹林、布洛芬等)者。

8. 不明原因的消瘦、乏力、消化不良者。

9. 有胃癌家族史者。

10. 患其他与幽门螺杆菌有关的疾病者:酒糟鼻、荨麻疹、肝病、口臭、胆石症、肝硬化、糖尿病、缺铁性贫血、血小板减少、维生素 B_{12} 缺乏、偏头痛、冠心病等。

(二)如何检测幽门螺杆菌感染

幽门螺杆菌的检测,可以分为侵入性方法和非侵入性方法两大类(表2-1)。侵入性方法是指必须通过胃镜取活体组织标本检查,标本再进行组织切片染色显微镜检查,它包括细菌的分离培养和直接涂片、快速尿素酶试验、组织银染色;非侵入性方法主要指不通过胃镜取活检标本诊断幽门螺杆菌感染的方法,这类方法包括^{13}C/^{14}C尿素呼气试验、血清抗体检测、粪便检测等。

表2-1　幽门螺杆菌的检测方法

侵入性方法	非侵入性方法
内镜观察诊断	尿素呼气试验
快速尿素酶试验	粪便抗原试验
组织学检测	血清学试验
幽门螺杆菌培养法	分子生物学方法(血液)
分子生物学方法(胃黏膜)	

每一种诊断方法具有各自的特点,合理选择检测方法有助于提高感染诊断的准确性。特别要说明的是,尿素呼气试验是检测幽门螺杆菌感染的一种非侵入性方法,具有准确、相对特异和快捷的特点,其诊断准确性接近95%,因此被视为非侵入性幽门螺杆菌感染诊断方法的金标准,是目前临床上最常用的非侵入性检测方法,可克服细菌"灶性"分布、活检取材影响,可用于幽门螺杆菌现症感染诊断和治疗后明确是否根除成功的判断。整个试验过程只需30分钟,无其他任何不适。该方法适用于众多高血压、心脏病以及不能耐受胃镜检查的患者。^{13}C尿素呼气试验的诊断流程如图2-2所示。

(三)尿素呼气试验检查需要注意什么

1.因^{14}C具有少量放射性,孕妇、哺乳期妇女及12岁以下儿童不宜做^{14}C检查,可以选择^{13}C尿素呼气试验。

2.抗生素、铋制剂、有抗炎作用的中药,容易出现假阴性,建议停药1个月后,质子泵抑制剂(拉唑类)、替丁类等抑酸药停药2周后再行检测。

3.上消化道急性出血可使幽门螺杆菌受抑制,故亦可能出现假阴性。

4.空腹或餐后3小时以上,服用检测胶囊后及采气前不能饮水、谈话、抽烟、进食。

5. 检查前一天饮酒可能会影响检测结果的准确性。

6. 检测结果处于临界值附近时，不排除有假阴性或假阳性可能，可间隔一段时间后再次检测或采用其他方法再进行检测。

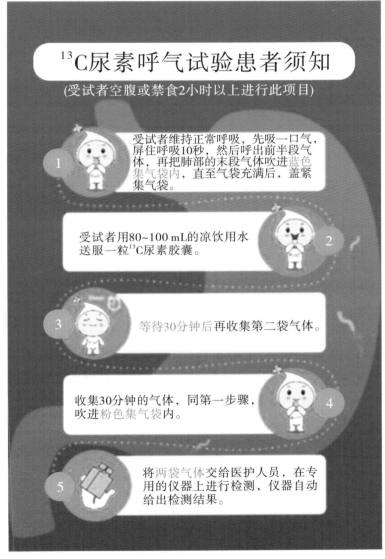

图 2-2　13C 尿素呼气试验流程

五、根除幽门螺杆菌的方法

(一)体检发现的无症状幽门螺杆菌感染者是否需要根除治疗

体检发现的幽门螺杆菌感染者但本人无症状的,可以建议根除治疗,但应注意以下问题。

1. 患者是否愿意治疗?

2. 诊断是否正确?幽门螺杆菌血清学检测阳性不一定是现症感染。

3. 感染者在根除治疗前是否需要胃镜检查?

我国胃癌发病率高,早期胃癌多数无症状,根除治疗可能导致掩盖病情。来自胃癌高发区、有胃癌家族史、有报警症状(消化道出血、体重减轻、吞咽困难和持续呕吐等)或年龄大于 35 岁,根除治疗前建议先行胃镜检查。

4. 是否存在抗衡因素?体检阳性者抗衡因素主要是获益及根除治疗的权衡比较。

(二)幽门螺杆菌根除指征

医学是一门不断发展、变化中的学科,幽门螺杆菌感染的根除指征也随着证据的累积而不断变化。幽门螺杆菌感染处理的国内外共识至今已分别更新了 5 次,2022 年第六次全国幽门螺杆菌感染处理共识报告(非根除治疗部分)修订的幽门螺杆菌根除指征见表 2-2。

(三)儿童和青少年根除幽门螺杆菌指征与成人有何不同

儿童和青少年均是幽门螺杆菌的易感人群,1 岁以下的儿童即可感染,发展中国家人群的幽门螺杆菌感染多数发生于儿童、青少年阶段。

儿童和青少年的幽门螺杆菌根除指征尚有一定争议。与成人相比,儿童和青少年幽门螺杆菌感染有以下不同:①少部分感染者可自发清除;②根除后再感染率高;③对根除治疗药物依从性差且不良反应耐受性低;④根除治疗可选择药物种类少;⑤应用抗生素对肠道菌群负面影响风险高;⑥发生严重疾病(胃癌、胃黏膜相关淋巴组织淋巴瘤)的风险低或几乎无。这些与成人不同点提示,儿童和青少年根除幽门螺杆菌似乎不如成人迫切,也就是说根除指征应该比成人严格。

《欧洲和北美儿童/青少年幽门螺杆菌处理指南》是唯一有关儿童和青少年幽门螺杆菌感染处理的国际指南,2017 年发表的修订版将适应对象从儿童扩展至青少年(<18 岁)。这一指南推荐的根除指征主要是消化性溃疡,其次为不明原因缺铁性贫血和特发性血小板减少性紫癜,不再推荐慢性胃炎、消化不良。

表 2-2　2022 年第六次全国幽门螺杆菌感染处理共识报告
(非根除治疗部分)修订的幽门螺杆菌根除指征

幽门螺杆菌阳性	证据等级	推荐强度	共识水平/%
消化性溃疡(不论是否活动和有无并发症史)	A	强	100
胃黏膜相关淋巴组织淋巴瘤	A	强	100
早期胃癌接受内镜黏膜下剥离术或胃次全切除术者	A	强	100
有胃癌家族史	A	强	95
计划长期服用非甾体抗炎药(包括低剂量阿司匹林)	A	强	98
幽门螺杆菌胃炎	A	强	91
胃增生性息肉	B	强	83
幽门螺杆菌相关性消化不良	B	强	91
长期服用质子泵抑制剂	B	强	88
不明原因的缺铁性贫血	B	强	100
原发免疫性血小板减少症	B	强	100
维生素 B_{12} 缺乏	B	强	100
证实幽门螺杆菌感染(无根除治疗抗衡因素)	B	强	100

（四）幽门螺杆菌是如何治疗的

根据《第五次全国幽门螺杆菌感染处理共识》，目前推荐含铋剂的四联疗法：即两种抗生素＋一种质子泵抑制剂＋一种铋剂；疗程 10～14 天，2 次／天，口服。目前我国幽门螺杆菌感染处理共识推荐的抗生素有 6 种：阿莫西林、克拉霉素、甲硝唑、四环素、左氧氟沙星和呋喃唑酮。根除治疗后，完全停药 4 周后，复查^{13}C 或^{14}C 尿素呼气试验，如果阴性，证明根除成功了。

在根除幽门螺杆菌过程中要注意以下问题。

1. 按时按量服药。铋剂与质子泵抑制剂一般在餐前服用，餐后服用会影响质子泵抑制剂的抑酸效果。抗生素则通常在餐后服用，空腹服用易引起胃肠道的不良反应。

2. 服药期间大便呈现黑色为服用铋剂所致，如无其他不适，属于正常。

3. 治疗期间尽量不要同时服用其他不必要的药物或保健品，不能抽烟喝酒。

4. 疗程不能低于 10 天，最好服用 14 天。

5. 如果发生药物过敏或有其他明显的身体不适，立即停药并就医。

（五）根除幽门螺杆菌治疗的主要不良反应

目前推荐的根除幽门螺杆菌方案主要是铋剂四联（铋剂＋质子泵抑制剂＋2 种抗生素）。短期服用铋剂的安全性很高，短期服用质子泵抑制剂不良反应也不明显。发生不良反应的主要是抗生素，目前推荐的抗生素包括阿莫西林、甲硝唑、克拉霉素、四环素、左氧氟沙星和呋喃唑酮等。服用甲硝唑和四环素等可出现恶心、呕吐等胃肠道反应。服用克拉霉素和甲硝唑常见口苦、口腔金属味、舌苔厚腻等。服用阿莫西林、呋喃唑酮等可出现消化不良、食欲缺乏、腹泻、皮疹等。服用铋剂会引起大便变黑，停药后消失，请注意鉴别。不良反应与剂量、疗程以及患者体质和伴随的疾病等因素有关，一般女性发生率高于男性。根除治疗中报道的与根除治疗相关的不良反应发生率为 5%～20%，大多数为轻度,可以耐受,少数患者可因药物不良反应终止治疗。

（六）老年人根除幽门螺杆菌治疗应进行获益-风险综合评估

目前国际上缺乏专门对老年人的幽门螺杆菌感染处理共识。一般而言,老年人（年龄>70岁）伴随其他严重疾病概率增加,对根除幽门螺杆菌治疗药物的耐受性和依从性降低,发生药物不良反应的风险也会增加。另一方面,因为肠型胃癌发生发展是一相对漫长的过程,患胃炎的老年人,根除幽门螺杆菌预防胃癌的潜在的获益就随之下降。老年人服用阿司匹林等非甾体抗炎药（NSAID）、维生素 B_{12} 吸收不良等已列入成人幽门螺杆菌根除指征。老年人身体状况不一,预期寿命是影响根除幽门螺杆获益的重要因素。

（七）幽门螺杆菌感染后可发生自发清除吗

幽门螺杆菌感染后机体可产生相应抗体,然而这些抗体并不能清除幽门螺杆菌,此外,幽门螺杆菌存在其他免疫逃逸机制,因此一般认为幽门螺杆菌感染后难以自发清除。

但确实在一些情况下可以自发清除：①部分儿童感染幽门螺杆菌后可以自发清除,其机制不明,这也是儿童幽门螺杆菌感染的根除指征应从严掌握的理由之一。②幽门螺杆菌定植于胃型上皮,胃黏膜广泛肠化生时,幽门螺杆菌难以在胃部定植,出现类似于自发清除的现象。此外,成人因为用抗生素治疗其他疾病时偶尔也可无意导致幽门螺杆菌根除,但这不是真正意义上的自发清除。

（八）幽门螺杆菌根除后还会再感染吗

幽门螺杆菌感染后可产生相应抗体,血清抗体在幽门螺杆菌根除后还可较长时期存在。然而抗幽门螺杆菌抗体缺乏保护作用,因此幽门螺杆菌根除后仍存在再感染风险。

幽门螺杆菌"根除"后,间隔一段时间用反映现症感染的方法（如呼气试验）检测,再次出现阳性,称为复发,这一复发存在两种可能性：①幽门螺杆菌再感染,是指真正根除后重新感染了幽门螺杆菌,因此,前后两次感染菌株不同。②幽门螺杆菌复燃,是指并未真正根除,而是初次复查时由于某种原因造成假阴性,再次复查时呈现阳性,前后两次阳性是同一菌株。

由于幽门螺杆菌菌株收集不容易,做菌株鉴定在临床上难以普遍实施。目前临床上多采用证实根除(尿素呼气试验 2 次阴性)后再间隔若干时间(6～12 个月阳性为复燃,>12 个月阳性为再感染)复查的方法来判别。

六、幽门螺杆菌的传播和预防

(一)幽门螺杆菌的传播

幽门螺杆菌感染可以在人–人之间传播。感染性疾病的传播涉及传染源、传播途径和易感人群。目前认为感染者(人)是幽门螺杆菌感染的唯一传染源。不论年幼(<1 岁)或年长,人群对幽门螺杆菌普遍易感,感染主要发生在幼儿儿童阶段,即使感染根除后仍有发生再感染风险。一般认为幽门螺杆菌通过口–口、胃–口和或粪–口途径在人–人之间传播,其中口–口是主要传播途径。

胃–口途径传播感染,可通过消毒不彻底的胃镜检查传播,也可通过感染者呕吐物进入易感者口中进行传播。

粪–口途径是幽门螺杆菌可通过胃肠道从粪便排出,通过幽门螺杆菌污染食物和水源,传播给饮用者或食用者。有研究证实幽门螺杆菌在自来水与牛奶中可以存活 4～10 天。这一途径在卫生经济条件很差的国家地区人群中传播起较大作用。

幽门螺杆菌通过唾液口–口途径传播:口腔内弱碱性微环境是幽门螺杆菌生长的良好环境。幽门螺杆菌主要在家庭内传播,幽门螺杆菌从感染者口腔经餐具→菜或汤中→未感染者口腔。女主人是感染者的家庭中,子女感染率高,且感染的细菌具有同源性;幽门螺杆菌感染率在不分餐制家庭成员中高于分餐制家庭成员,提示不分餐进食是一潜在传播风险。

(二)引起幽门螺杆菌感染的危险因素

感染者的唾液可能是最重要的传染源。幽门螺杆菌的传染性较弱,其传播需要长期、反复接触感染者唾液。家庭内传播需要有首位感染者,多数消化性溃疡或胃癌患者有幽门螺杆菌感染,因此有幽门螺杆菌感染史者或消化性溃疡、胃癌家族史者的家庭其他成员感染风险增加。传播主要通过唾液作为媒介,长辈给幼儿不良习惯喂食是最重要传播途径,其次是有一方感染的夫妻接吻。不分餐共同进食,共用茶杯、牙刷、牙刷杯等也可能会增加感染传播的可能性。社交场合多人不分餐、不用公筷、公勺进餐也可能增加传播风险。另外常食生水及生冷食物也容易增加幽门螺杆菌的感染机会。

(三)幽门螺杆菌的预防

1. 注意个人卫生:饭前便后勤洗手,杜绝饮用生水、不吃生食,改变不良卫生习惯。做好口腔卫生,每天早晚刷牙。

2. 避免密切接触:如接吻和口对口喂食都可传播幽门螺杆菌,减少亲密接触。推广分餐,尽量使用公筷、公勺给他人夹菜,尽量使用独自碗筷,控制家庭内部传播,降低感染率。

3. 避免接触患者胃内容物,在消毒彻底的正规医院行胃镜检查,避免医源性感染。

4. 将幽门螺杆菌感染作为体检及婚前筛检项目,杜绝新成立的家庭内幽门螺杆菌感染的发生;酌情行阳性家庭其他成员筛查。

第二节　胃　炎

一、胃炎的定义

胃壁分为4层,由胃腔外到内分别为浆膜层、肌层、黏膜下层、黏膜层。我们所说的"胃炎"就是指任何损伤因素(包括药物、酒精、幽门螺杆菌、饮食环境因素、自身免疫等)导致的胃黏膜层的炎症反应,常伴有上皮损伤和细胞再生的过程。

二、胃炎的分类

按照临床症状出现的缓急和病程的长短,我们把胃炎分为急性胃炎和慢性胃炎,另外还有感染性胃炎、放射性胃炎、嗜酸细胞性胃炎等特殊类型的胃炎,发病率低,我们不做赘述。

（一）急性胃炎

急性胃炎是由多种病因引起的急性胃黏膜炎症,常见病因包括感染（沙门菌、幽门螺杆菌,某些流感病毒和肠道病毒等）、药物（阿司匹林、吲哚美辛、部分抗肿瘤药、氯化钾、铁剂等）、应激（严重创伤、大手术等）、饮食（酒精、咖啡、浓茶、过热过冷及粗糙的食物等）。

急性胃炎中最常见的类型是急性单纯性胃炎,致病因素进入体内后数小时即可发病,症状轻重不一,大多数表现为中上腹不适、疼痛、恶心、呕吐,部分患者伴有腹泻、发热等,严重者也可出现脱水、休克、酸中毒等症状。如出现剧烈腹痛症状则需要注意急性胰腺炎、急性阑尾炎、急性胆囊炎、肠梗阻等急腹症。

急性胃炎较严重的为急性糜烂出血性胃炎,症状与急性单纯性胃炎相似,部分患者仅表现为呕血或黑便,需在 24 ~ 48 小时内行急诊胃镜检查确诊。

（二）慢性胃炎

慢性胃炎是指胃黏膜反复受到致病因素损伤发生慢性炎症或萎缩性病变。一般按照内镜表现和病理分为非萎缩性胃炎和萎缩性胃炎;按照炎症分布分为胃窦胃炎、胃体胃炎和全胃炎（图 2-3）。幽门螺杆菌感染首先发生胃窦胃炎,可发展为全胃炎或多灶萎缩性胃炎;自身免疫性胃炎则多由胃体胃炎发展而来。

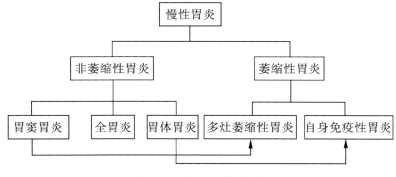

图 2-3　慢性胃炎的分类

幽门螺杆菌感染是慢性胃炎的最主要病因,高盐饮食、缺乏新鲜水果和蔬菜与萎缩性胃炎及胃癌的发生密切相关。酒精、胆汁反流、服用非甾体抗炎药、刺激性食物等也会引起或加重胃黏膜慢性炎症。自身免疫性胃炎患者可伴随其他自身免疫疾病。

慢性胃炎病程长,症状无特异性,患者可无任何症状,也可有上腹部不适、饱胀、疼痛、食欲缺乏、嗳气、反酸、恶心、口苦等,部分患者合并有焦虑、抑郁等精神症状。自身免疫性胃炎患者常以贫血和维生素B_{12}缺乏引起神经系统症状为首诊症状。慢性胃炎的严重程度和症状之间无相关性,诊断主要靠胃镜及病理检查,确定病变程度及范围,进一步评估癌变风险。

三、胃炎的治疗

(一)急性胃炎的治疗

急性胃炎是一种自限性疾病,病程短,去除致病因素后可以自愈,病程中饮食尽量易消化、半流质,忌辛辣刺激,患者可口服质子泵抑制剂和铝碳酸镁、硫糖铝等黏膜保护剂减轻黏膜炎症,缓解症状。若合并腹泻、呕吐等症状,需要警惕水、电解质紊乱,及时补充水、电解质。若有消化道出血、腹痛加重、心慌、头晕、大汗等情况,需积极入院治疗。

(二)慢性胃炎的治疗

慢性胃炎中非萎缩性胃炎患者以改善主观症状,防止疾病进展为主要治疗目标。慢性胃炎常常长期持续存在,部分可发展为多灶萎缩性胃炎。萎缩性胃炎和肠化的胃癌年发生率为0.1%和0.25%。对于慢性萎缩性胃炎的患者,萎缩和肠化的逆转很难实现,目前尚无特效治疗药物,叶酸、羔羊胃提取物和某些中成药(摩罗丹等)可能有助于改善胃黏膜病理状态。因此,我们的治疗目标是延缓或阻滞疾病的进展,降低癌变风险,改善患者的主观症状。长期幽门螺杆菌感染所致炎症反应、免疫反应导致胃黏膜萎缩和肠化,因此,幽门螺杆菌阳性的慢性萎缩性胃炎患者,根除幽门螺杆菌是最基本的治疗。

四、胃炎的预防

（一）一级预防

1. 饮食规律，按时定量，营养丰富，多吃富含维生素的食品，多食用新鲜水果、蔬菜，避免暴饮暴食，避免辛辣刺激食物，少吃熏制、腌制、富含亚硝酸盐和硝酸盐的食物；戒烟限酒，避免浓茶、咖啡等有刺激性的饮料。

2. 保持积极乐观的心态，保证充足的睡眠，选择适合的运动。

3. 就餐时应使用公筷、分餐制，减少感染幽门螺杆菌的机会。

4. 如有长期服用的药物，就诊时如实告知医生，以便合理用药。例如长期口服"双抗"的患者需辅助 PPI 治疗。

（二）二级预防

1. 慢性胃炎患者定期胃镜检查，评估疾病程度，及时调整治疗方案。

2. 低叶酸水平者，适量补充叶酸可改善萎缩状态。

3. 幽门螺杆菌感染者应积极根除幽门螺杆菌。

（三）三级预防

慢性萎缩性胃炎患者需遵医嘱合理用药，提高监测、随访的依从性（表2-3）。

表2-3　慢性萎缩性胃炎患者的随访

疾病程度	随访时间	随访内容
无肠化和异型增生	1～2 年	胃镜+病理
中重度萎缩或肠化	1 年	胃镜+病理
低级别上皮内瘤变（无可视病灶）	6～12 个月	胃镜+病理
低级别上皮内瘤变（有可视病灶）	6 个月或内镜下切除	胃镜+病理

第三节　消化性溃疡

一、消化性溃疡的定义

消化性溃疡是在各种致病因子的作用下，消化道黏膜发生炎症反应、坏死脱落，溃疡穿透黏膜肌层、可达固有肌层或更深。病变主要与黏膜被胃酸、胃蛋白酶自身消化有关。

幽门螺杆菌感染、NSAID 等药物的广泛应用是引起消化性溃疡最常见的因素，胃酸、胃蛋白酶引起自身黏膜消化、饮食因素、应激心理因素、吸烟酗酒、胃十二指肠运动异常、一些抗凝药物、抗肿瘤药物、糖皮质激素、抗血小板药物的使用在溃疡的发展中起一定作用。

二、消化性溃疡的诊断

消化性溃疡好发于秋冬季节或冬春之交，任何年龄均可发病，以20～50 岁居多，男性多于女性[（2～5）∶1]，临床上十二指肠溃疡多于胃溃疡，症状主要为上腹痛，慢性过程，周期性发作，比如十二指肠溃疡多表现为空腹痛，患者耐受不同，疼痛的程度主观感受不同，少数患者未感腹痛，溃疡穿孔或出血后才急诊就医。因此，消化性溃疡单纯依靠病史很难诊断，目前胃镜检查是确诊消化性溃疡的首选方法，其中胃溃疡的诊断还需要依赖病理检查，临床上发现胃溃疡时，首先需要取病理活检以区分溃疡的良恶性，有时需要反复活检甚至治疗后再次活检才能明确溃疡性质。确诊消化性溃疡的患者常规查幽门螺杆菌。

消化性溃疡最常见的发生部位是胃（图 2-4）和十二指肠（图 2-5），然而胃溃疡和十二指肠溃疡又有所不同（表 2-4）。

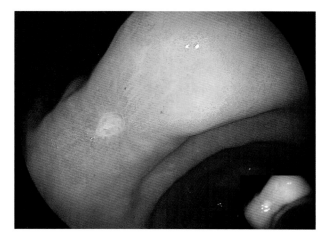

图2-4　胃溃疡内镜图片

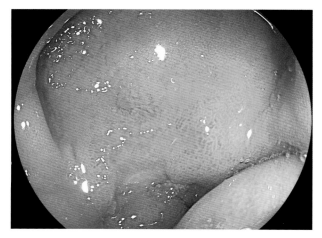

图2-5　十二指肠球部溃疡内镜图片

表2-4　胃溃疡和十二指肠溃疡的区别

项目	发病年龄	疼痛性质	胃酸分泌量	是否活检	是否癌变	治疗疗程	复查
胃溃疡	中老年	餐后痛	正常或偏低	需要	少数	6～8周	需要
十二指肠溃疡	青年	空腹痛	高	极少需要	罕见	4～6周	不需要

三、消化性溃疡的防治

(一)一般治疗

在消化性溃疡活动期,患者要注意休息,避免剧烈运动,避免刺激性饮食,戒烟、戒酒。同时避免过度劳累和精神紧张。

(二)消除病因

1. 幽门螺杆菌阳性的溃疡患者应积极根除幽门螺杆菌。

2. 服用 NSAID(如布洛芬、双氯芬酸、萘普生等)后出现的溃疡,条件允许时应立即停药;不允许停药者,尽可能换用对黏膜损伤小的 NSAID,如塞来昔布等,同时加用 PPI 维持治疗。2009 年,美国胃肠病学会(American College of Gastroenterology,ACG)溃疡并发症预防指南将 NSAID-溃疡并发症的风险等级分为高风险、中风险和低风险,并给予相应的预防建议(表 2-5)。

表 2-5　NSAID-溃疡并发症预防建议

风险等级	危险因素	预防建议
高风险	1. 曾有特别是近期发生溃疡并发症	停用 NSAID 和阿司匹林,如不能停用,则选用选择性环氧合酶 2 抑制剂+高剂量 PPI
	2. 存在 2 个以上危险因素	
中风险 (1 ~ 2 个危险因素)	1. 年龄>65 岁	单独选用选择性环氧合酶 2 抑制剂,或非选择性 NSAID 加 PPI
	2. 采用高剂量 NSAID 治疗或联用两种以上的 NSAID	
	3. 有溃疡病史但无并发症	
	4. 合并应用 NSAID、抗凝剂或糖皮质激素	
低风险	无危险因素	可以应用非选择性 NSAID

（三）缓解症状、愈合溃疡、防止复发

抑酸药物和黏膜保护剂是缓解消化性溃疡症状、愈合溃疡的最主要措施。PPI 是首选药物,采用标准剂量 PPI,1 次／天,早餐前半小时服药。十二指肠溃疡的疗程为 4～6 周,胃溃疡为 6～8 周,通常胃镜下溃疡愈合率均>90%。对于存在高危因素、巨大溃疡、十二指肠球后溃疡、复合溃疡等特殊类型溃疡的患者,遵医嘱适当延长疗程。对于幽门螺杆菌阳性的消化性溃疡患者,积极根除幽门螺杆菌不仅促进溃疡愈合,而且可以防止溃疡复发,根治溃疡。根除幽门螺杆菌疗程结束后 PPI 和黏膜保护剂仍需足量足疗程服用。

下列情况需要长程维持治疗预防溃疡复发。

1. 不能停用 NSAID 的溃疡患者,无论幽门螺杆菌阴性或者阳性。

2. 幽门螺杆菌阳性的溃疡,但幽门螺杆菌尚未能根除。

3. 幽门螺杆菌阴性的溃疡(非幽门螺杆菌、非 NSAID 溃疡)。

4. 幽门螺杆菌阳性溃疡,幽门螺杆菌虽然已根除,但曾有严重并发症的高龄或严重伴随疾病患者。

（四）防治并发症

消化性溃疡的并发症包括消化道出血、穿孔和幽门梗阻、癌变。上消化道出血作为消化性溃疡尤其是 NSAID–溃疡最常见的并发症,可表现为呕血、黑便或突发头晕、心慌、晕厥等,消化道穿孔常表现为剧烈腹痛、发热等,出血和穿孔一旦出现,需积极入院治疗。幽门梗阻与溃疡的反复出现–愈合相关,由于 PPI 的广泛应用,目前较少见,幽门梗阻内科治疗无效或瘢痕性梗阻者需外科治疗。消化性溃疡与胃癌的关系,目前尚无定论,但胃溃疡与胃癌尤其是非贲门部位的胃癌则呈正相关。因此,疑似或确诊消化性溃疡患者应及时就医,规范诊治,促进溃疡愈合,防止并发症发生。

（温静　张洋洋）

病例解析

主要症状　间断烧心 3 个月余。

病史　患者,男性,56 岁。以"间断烧心 3 个月余"为主诉就诊于我院消化内科。3 个月前无明显诱因出现烧心,伴胸骨后疼痛,与进食有关,夜间平卧时加重,偶有反酸、口干、恶心、吞咽不适,无放射痛,无呕吐、腹痛、腹胀、发热等,未治疗。患者平素体健,既往否认高血压、糖尿病等慢性病病史,无既往手术史,有吸烟、饮酒嗜好,长期生活于本地,无毒物质或放射性物质接触史。

临床检查　一般情况可,未见贫血貌,胸腹部查体未见异常。

实验室检查　血、尿、便三大常规未见异常,肝肾功能、电解质、凝血未见特殊。

鉴别诊断　当出现反酸、烧心等典型症状时,胃食管反流病诊断并不困难,但当出现食管外表现时,易与其他疾病相混淆,注意鉴别,不可盲目诊断。

1. 消化性溃疡　典型症状为上腹痛,反复或周期性发作,部分患者可有与进食相关的节律性上腹痛(如胃溃疡和十二指肠溃疡的疼痛节律分别为进食后疼痛和空腹疼痛)。还有部分患者仅有不典型症状,可表现为厌食、上腹胀、嗳气等。

2. 食管癌　早期食管癌多为不典型的临床表现,如胸骨后不适、烧灼感及刺痛或牵拉痛,也可有食物通过缓慢、食物滞留或哽噎感。早期症状时轻时重,持续时间长短不一,甚至可无症状。

3.稳定型心绞痛　常于劳累或情绪改变(如大怒、兴奋、紧张等)后出现的发作性胸痛,疼痛可呈压榨性,伴或不伴喉部紧缩感、濒死恐惧感、大汗等症状,可放射至左上肢,持续数分钟,休息或用硝酸酯制剂后疼痛好转。

拟诊断　胃食管反流病。

诊治经过　患者入院后完善心电图检查未见异常;行无痛电子胃镜检查示:食管下段可见条状糜烂,肛侧可见一直径约6 mm球状隆起,长径大于5 mm,未见融合,距门齿约30 cm以下食管黏膜粗糙,食管上段可见两片片状橘红色黏膜,边缘光整,余黏膜色泽正常,齿状线上移。结合患者反酸、烧心、胸骨后疼痛、恶心、吞咽不适,且与体位相关等症状,符合胃食管反流病的典型表现;患者存在吸烟、饮酒、中年等高危因素,结合患者的胃镜下表现,考虑诊断为:反流性食管炎(B级)。经与患者充分沟通病情,嘱患者睡眠时垫高床头,少量多餐,清淡饮食,给予抑酸剂联合促动力药物应用后,患者症状较前明显好转。

不知您对胃食管反流病是否了解,是否有同样的困扰,下面我们系统地谈谈胃食管反流病的相关内容。

第一节　胃食管反流病的简介

一、胃食管反流病的定义

胃食管反流病是一种由胃、十二指肠内容物反流入食管及以上部位(如口腔、咽部、肺部)所引起的不适症状和(或)并发症的疾病。根据是否导致食管黏膜糜烂、溃疡,分为反流性食管炎(reflux esophagitis,RE)和非糜烂性反流病(nonerosive reflux disease,NERD)。直接损伤因素为胃酸、胃蛋白酶、胆盐、胰酶等反流物。胃食管反流病可引起食管内症状(如反流、烧心和吞咽困难)和潜在的食管外症状(如咳嗽、咽喉炎和牙侵蚀症)。

流行病学资料显示,全球的胃食管反流病患病率逐年上升,我国是胃食管反流病大国,其患病率高达1.9%～7.0%。患病率随着年龄增长而增加,男女患病率没有明显差异。

二、胃食管反流病的病因及机制

为什么胃十二指肠内容物会逆行而上？根据人体解剖结构,正常情况下胃十二指肠内容物不会反流至食管,因为在胃食管交界处有一组抗反流"装置",主要由食管下括约肌、膈脚、膈食管韧带、His 角组成(图3-1)。它们在生理状态下形成一"高压带",具有抗反流的功能。其中,食管括约肌的张力、膈脚对食管下括约肌的加强作用在抗反流"装置"中发挥着重要作用。再者,即便是胃内容物反流到食管,食管体部的有效蠕动收缩也能将反流物清除,减少食管的酸暴露时间。而当这一抗反流"装置"和(或)食管清除反流物的功能下降时,反流物就会逆行而上,损伤食管黏膜且延长反流物停滞时间,导致胃食管反流病的发生。

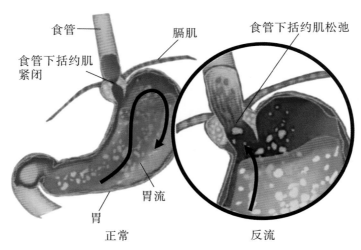

图3-1 **胃食管抗反流"装置"**

(一)抗反流屏障结构与功能异常

贲门术后失弛缓症、食管裂孔疝、高腹压(如肥胖、呕吐、便秘、负重劳动等)以及长期的高胃内压(如胃排空延迟、胃扩张等)等原因都会对食管下括约肌结构造成损伤;同时,食管下括约肌功能障碍或一过性松弛延长也能引起内容物的反流。如血管活性肠肽、胰高血糖素、缩胆囊素等激素的过度释放，高脂肪性食物的摄入，钙通道阻滞剂、地西泮等药物的使用等。通俗地讲，"阀门"的损坏或"开门"时间的延长增加了内容物逆行而上的机会，容易导致胃食管反流病的发生。

(二)食管清除作用降低

当抗反流屏障结构与功能异常时，食管的蠕动清除功能以及唾液的冲刷和中和 pH 值的作用就显得尤为重要。正常情况下反流物反流至食管内时可刺激食管产生蠕动，清除食管内反流物，减少对食管黏膜的损伤。唾液内的碳酸氢钠可中和反流至食管的酸性成分，减少对食管黏膜的刺激。食管清除作用降低常见于可引起食管蠕动功能障碍和唾液分泌减少的疾病，如食管裂孔疝、干燥综合征等。食管裂孔疝因为部分胃经膈食管裂孔进入胸腔，从而改变了食管下括约肌结构，还降低了食管对反流物的清除作用，最终导致胃食管反流病的发生。有研究表明胃食管反流病患者的食管动力障碍大多数为无效食管运动。

(三)食管黏膜屏障功能降低

当以上两种机制都遭受损坏，这时食管黏膜还剩最后一道防线——食管黏膜屏障。当反流物进入食管后，食管可凭借食管上皮前屏障(如表面黏液、碳酸氢根、不移动水层)、上皮屏障及上皮后屏障发挥其防御作用。而吸烟、长期大量饮酒、刺激性食物和药物的摄入可导致食管黏膜屏障防御功能下降(图3-2)，红色的线条即为损伤后胃镜下的食管炎表现。

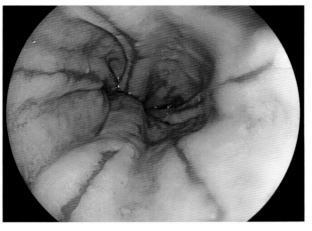

图 3-2　反流性食管炎患者内镜下图片

三、胃食管反流病应知应会

(一)易患胃食管反流病的人群

存在以下高危因素的人群：年龄在 50 ~ 69 岁、吸烟、饮酒、肥胖、饮食过饱、餐后平卧、过度食用辛辣酸甜等刺激性食物、长期便秘、服用非甾体抗炎药和抗胆碱能药物、患有精神异常等。

(二)存在反流 ≠ 确诊食管炎

有反流不一定就有食管炎。只有在长期反流存在的情况下，损伤到食管黏膜才会出现食管炎。正常人有时也会出现反酸、烧心等反流症状，但持续时间短暂，不损伤食管黏膜，不会引起炎症改变，这属于生理性反流。但是如果反流次数和程度不断加重，造成了食管黏膜损伤，出现了食管外症状(如咳嗽、咽喉炎、牙侵蚀症等)，就属于病理性反流。

第二节　胃食管反流病的临床症状

一、食管症状

(一)反流、烧心

我国胃食管反流病专家共识意见与全球共识一致认为反流和烧心是胃食管反流病最常见的典型症状,分别占总体症状的58.8%和82.4%。

1. **反流**　顾名思义是指胃十二指肠内容物涌入食管、咽部或口腔,含酸味或仅为酸水时称反酸。

2. **烧心**　胸骨后或剑突下烧灼感,常由胸骨下段向上延伸,有时也可表现为上腹胀、上腹痛及嗳气等不典型症状。

这些症状常在餐后1小时出现,卧位、弯腰或腹压增高时可加重。当处于睡眠状态时,由于缺乏食管蠕动及唾液稀释,也会使反流症状较白天加重,若白天无症状,夜间入睡时出现反流烧心,则考虑为轻度反流。以反酸为主要症状的胃食管反流病患者,可能存在严重的反流性食管炎,大多发生在男性和中心性肥胖患者中。并不是所有的食管炎患者都有典型的反流症状,一些老年人、男性和体重指数较高的患者可无反流、烧心,仅有轻微不典型表现(如咽喉炎、吞咽困难、吸入性肺炎等)。

(二)胸痛

从人体解剖学角度来看,食管和心脏位置较近,当反流严重时可引起食管痉挛,从而造成胸骨后疼痛,并可向背部及肩胛部放射,出现类似心绞痛、心肌梗死等心血管系统疾病的症状。在亚洲国家,胃食管反流病在非心源性胸痛患者中的患病率为40%～48%。当出现胸痛及胸骨后不适感时,在排除了与心脏相关的疾病后,应充分考虑是否为反流所导致的症状。

(三)吞咽困难、胸骨后异物感

见于部分患者,可能由食管痉挛或功能紊乱所致,多为间歇性,也有少部分患者是由于食管狭窄引起,症状会进行性加重,此时应积极去医院就诊。

二、食管外症状

少部分患者以咽喉炎、慢性咳嗽或哮喘为首发或主要表现,如老年人,出现典型的反流症状少见,多以食管外症状为首发表现,虽然老年人的自身表现不典型,但其胃镜下食管炎的严重程度多高于中青年,易发生严重的食管炎。当胃内容物反流至鼻腔、口腔、咽、喉、气管、肺等部位时,即可出现相应的症状。

(一)反流物到达口腔、鼻腔或中耳

引起口苦、口臭、牙蚀症、流鼻涕、反复中耳炎、耳鸣、听力下降等。

(二)反流物进入喉、气管和肺部

引起咳嗽(夜间咳嗽多见)、咳痰、胸闷、喘息、憋气、哮喘(无季节性)、支气管扩张、吸入性肺炎、肺间质纤维化等,甚至发生喉痉挛、窒息而危及生命。

(三)反流物到达咽喉部

引起咽部异物感、声音嘶哑、慢性咽炎、反复清嗓、声带小结、喉痉挛、喉癌等。

(四)癔球症

引起咽部不适,有异物感或堵塞感,但无吞咽困难。

三、警惕胃食管反流病的报警症状

当有吞咽困难、吞咽痛,复发性或持续性咳嗽,支气管症状复发,吸入性肺炎,发音困难,频繁恶心或呕吐,进行性体重减轻,贫血,且伴有食管癌或胃癌家族史时应警惕胃食管反流病。可参考反流症状指数评分量表(RSI),若 RSI>13 分,疑似存在反流性咽喉炎(表3-1)。

表 3-1　　反流症状指数评分量表（RSI）

在过去几个月哪些症状困扰你？	评分/分
声音嘶哑或发音障碍	0　1　2　3　4　5
持续清嗓	0　1　2　3　4　5
痰过多或鼻涕倒流	0　1　2　3　4　5
吞咽食物、水或药片不利	0　1　2　3　4　5
饭后或躺下后咳嗽	0　1　2　3　4　5
呼吸不畅或反复窒息发作	0　1　2　3　4　5
烦人的咳嗽	0　1　2　3　4　5
咽喉异物感	0　1　2　3　4　5
烧心、胸痛、胃痛	0　1　2　3　4　5
总分	

注：0＝没有症状；5＝症状非常严重。

四、并发症

（一）上消化道出血

食管黏膜糜烂及溃疡可以导致呕血和（或）黑便，进而引起缺铁性贫血。

（二）食管狭窄

食管炎反复发作致使食管上皮破损、腐蚀、纤维组织增生修复形成瘢痕，最终导致食管狭窄。食管狭窄主要表现为吞咽困难，进餐费劲，进餐时间延长，食物嵌顿、恶心、呕吐等症状。

（三）巴雷特食管

巴雷特食管是指食管远端的复层鳞状上皮被单层柱状上皮所取代，又称为食管下段柱状上皮化，因为英国人 Barrett 首先报道而得名，其腺癌的发生率较正常人高 10 ~ 20 倍。

第三节　胃食管反流病的治疗

胃食管反流病的总体治疗目标为控制症状,治愈食管炎,预防并发症及提高生活质量。药物治疗主要针对其发病机制,包括减少胃酸分泌的抑酸药、胃肠促动药等,药物治疗效果欠佳可考虑抗反流手术等。

一、改变生活方式

首先应该改变生活方式,避免一切诱发和加重反流的因素。

(一)体重管理

减肥是改善超重患者(体重指数 $\geqslant 24\ kg/m^2$)胃食管反流症状的有力工具,尤其是腹型肥胖的患者。对于体重正常的患者来说,保持理想的身材对于控制胃食管反流很重要。

(二)减少腹压

紧身衣服会增加不适,还可能增加腹部压力,迫使胃内容物进入食管。建议胃食管反流病患者腰带不要束过紧,尽量穿宽松的衣服,避免做弯腰、持重物等动作。

(三)饮食管理

避免食用容易引起反流、烧心等症状的食物。部分食物可能松弛食管下段括约肌,加重反流,常见的有浓茶、咖啡、巧克力、碳酸饮料、高脂肪食物等。但并不是所有的患者都有相同的触发食物。另外,建议少食多餐,餐后避免立即卧床,饱腹躺下可能会增加反流的风险。睡前 2 小时内避免进食,可以减少夜间反流。此外,嚼口香糖会增加唾液的分泌,有助于中和、清除进入食管的胃酸。

(四)忌酒戒烟

酒精不仅可以刺激胃酸分泌,还能使食管下段括约肌松弛,加重反流。烟草中含有尼古丁,可降低食管下段括约肌压力,使其处于松弛状态,加重反流。此外,唾液具有中和作用,而吸烟会减少口腔唾液的分泌。因此,忌酒戒烟可减轻或消除轻度反流症状。

（五）如果有夜间症状,可以抬高床头

将床头抬高 10~15 cm,使头部和肩部高于胃部,利用重力作用可以有效防止胃十二指肠内容物夜间反流。也可以在床腿下垫几块木头或砖,或者在床垫下垫块泡沫楔子来抬高床头（图 3-3）,一些制造商为此开发了商业产品。然而,使用额外过高枕头是没有帮助的,这可能会导致身体不自然地弯曲,增加腹部压力,加剧胃十二指肠内容物反流。

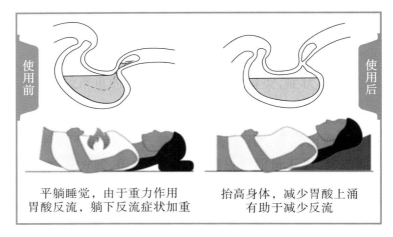

使用前 平躺睡觉,由于重力作用胃酸反流,躺下反流症状加重

使用后 抬高身体,减少胃酸上涌有助于减少反流

图 3-3　使用泡沫楔子抬高床头

（六）规范指导用药

常见的松弛食管下段括约肌的药物有：治疗哮喘的茶碱类药物（茶碱、氨茶碱片、二羟丙茶碱）；治疗高血压的钙通道阻滞剂类药物（地尔硫䓬、维拉帕米、硝苯地平）；治疗心血管疾病的硝酸甘油类药物（硝酸甘油、硝酸异山梨酯片、单硝酸异山梨酯）；肾上腺素受体激动剂（肾上腺素、异丙肾上腺素）；抗胆碱能药物（阿托品、山莨菪碱、东莨菪碱）；安定类药物（地西泮、阿普唑仑）。如果正在服用以上药物并同时合并胃食管反流的患者,可以在医生指导下尽可能合理选择治疗药物,以最大限度减少反流。

二、药物治疗

(一)抑酸药物

抑酸药物即抑制胃酸分泌的药物。主要包括质子泵抑制剂（PPI）、组胺 H_2 受体拮抗剂、钾离子竞争性酸阻滞剂（P-CAB）。

1. PPI　PPI 是治疗胃食管反流病的首选用药,其机制为通过与 H^+-K^+-ATP 酶共价结合,阻断胃酸分泌的最后共同途径,常见的质子泵抑制剂有奥美拉唑、艾司奥美拉唑、雷贝拉唑、泮托拉唑、兰索拉唑等。为了达到更理想的症状控制和食管炎愈合状态,初始治疗方案建议服用 8 周常规剂量的 PPI。常规剂量质子泵抑制剂治疗无效可以改用双倍常规剂量,一种质子泵抑制剂无效可尝试换用另一种质子泵抑制剂(表 3-2)。根据我国的专家共识意见,对具有反流症状的患者初诊时均建议行内镜检查。根据内镜下食管黏膜表现可以对糜烂性食管炎进行分级,洛杉矶分级是目前应用最广泛的分级方法,即 A 级:食管黏膜可见 1 个或 1 个以上糜烂,长度<5 mm。B 级:食管黏膜可见 1 个或 1 个以上糜烂,长度>5 mm,且病变没有融合。C 级:食管黏膜糜烂病变有融合,但小于食管环周的 75%。D 级:食管黏膜糜烂病变有融合,且大于食管环周的 75%。

洛杉矶分级为 A 级和 B 级的反流性食管炎可使用常规剂量的质子泵抑制剂,疗程为 8 周,以症状缓解作为治疗的主要目标。洛杉矶分级 C 级和 D 级的反流性食管炎推荐双倍常规剂量的质子泵抑制剂,疗程至少为 8 周,8 周后复查消化内镜,黏膜愈合者可进入维持阶段;若治疗 8 周后黏膜未愈合,则需要加大剂量及延长质子泵抑制剂使用时间至黏膜愈合,随后进入维持治疗阶段。

表 3-2　质子泵抑制剂的剂量

质子泵抑制剂	常规剂量	最大剂量
泮托拉唑	40 mg,qd	40 mg,bid
兰索拉唑	15 mg,qd	30 mg,bid
奥美拉唑	20 mg,qd	40 mg,bid
埃索美拉唑	20 mg,qd	40 mg,bid
右兰索拉唑	30 mg,qd	60 mg,qd
雷贝拉唑	20 mg,qd	20 mg,qd

注:qd 为每日一次;bid 为每日两次。

2. 组胺 H_2 受体拮抗剂　其机制为竞争性地阻断组胺刺激引起的胃酸分泌,血浆半衰期短,抑酸强度不如 PPI,适用于轻中度胃食管反流病的治疗。常见的有西咪替丁、雷尼替丁、法莫替丁等。组胺 H_2 受体拮抗剂治疗胃食管反流病的疗效显著不如 PPI,目前仅推荐用于 NERD 患者症状缓解后的维持治疗和 PPI 治疗期间存在夜间反流客观证据者。

3. P-CAB　作为一种新型抑酸剂,P-CAB 具有起效快、作用持久、稳定性强的特点,多项临床研究显示 P-CAB 在促进食管炎黏膜愈合和缓解患者反流症状方面效果与 PPI 不相上下。目前进入临床的有富马酸伏诺拉生。

4. 治疗方案

(1)初始治疗:初次发现出现症状的胃食管反流病,推荐 8 周常规剂量的 PPI 为初始治疗方案。

(2)维持治疗:对于停用 PPI 后症状持续存在的胃食管反流病患者,以及重度食管炎(洛杉矶分级 C 和 D 级)和巴雷特食管患者需要 PPI 长期维持治疗。

(3)间歇治疗:间歇治疗指当患者症状出现时给予规律服药一段时间,通常为 2 周,以达到症状的缓解。

(4)按需治疗:按需治疗指患者根据自身症状自行服用药物,以症状的满意控制为目的,用药剂量及频次可参考初始治疗。

分级为 A 和 B 级的食管炎患者和非糜烂性反流病患者可采用间歇治疗或按需治疗。PPI 或 P-CAB 停药后症状复发、洛杉矶分级为 C 和 D 级的重度食管炎患者通常需要长期维持治疗。

(二) 抗酸药

抗酸药通过中和胃酸,升高胃内容物 pH 值;也可以结合胆汁,覆盖和保护黏膜,减少对黏膜的刺激和损伤,短期使用可改善患者反流、烧心症状,但不主张长期使用。常用的有铝碳酸镁、磷酸铝凝胶、碳酸氢钠、碳酸钙、氢氧化铝、氢氧化镁、三硅酸镁、海藻酸盐。

(三) 胃肠促动药

胃食管反流病患者的反流量增多、食管酸清除时间延长,可能与食管蠕动功能减弱或食管裂孔疝等因素引起的食管下括约肌功能障碍有关。通过缩短反流物与食管黏膜的接触时间,可以减少症状的发生。胃肠促动药可以增强食管蠕动而加强食管酸清除作用。在 PPI 治疗基础上加用促动力药可以加强胃排空,减少一过性食管下括约肌松弛的发生,从而减少食管酸暴露。常见的促胃肠动力药有莫沙必利、伊托必利、甲氧氯普胺、多潘立酮。

(四) 黏膜保护剂

通过降低食管黏膜对腔内物质的通透性,可减少胃反流物对食管黏膜的毒性作用。瑞巴派特可以提高胃黏膜上皮屏障作用,可能对食管黏膜起一定保护作用。其他常见的有康复新液、替普瑞酮、马来酸伊索拉定。

三、中医特色治疗

针刺疗法、推拿疗法、穴位贴敷疗法、穴位注射疗法以及穴位按压疗法等对于胃食管反流病治疗有一定效果,但其临床疗效确切性及长期有效性有待进一步验证。

（一）针刺治疗

采用电针治疗,取穴:膻中、天突、中脘、期门、足三里、内关、太冲。

（二）推拿疗法

部位选上腹部、神阙穴及周围、背部夹脊穴,医者用摩法或揉法,按顺时针方向在上腹部神阙穴及周围反复操作,或用双手捏、拿、提脊柱两侧的夹脊穴,从下至上反复操作。

（三）穴位贴敷疗法

以中药脐疗,组方为生大黄、干姜、丁香、乌药、木香、肉桂、姜半夏、冰片,按照一定比例配成中药贴剂,每次取 5 g,每天用药 1 次。

（四）穴位注射疗法

半夏泻心汤加味口服同时给予维生素 B_6 注射液每穴 50 mg,双足三里穴位注射,隔日 1 次,连续治疗 4 周。

（五）穴位按压法

使用 75% 乙醇对耳郭进行皮肤消毒,按耳穴定位标准,取神门、皮质下、小肠、大肠、胃等穴,行王不留行籽,定位后用拇指、示指进行按压治疗,各穴位按压 1~2 分钟,每天 3 次,共治疗 10 天。

四、内镜治疗

胃食管反流病的内镜治疗技术不断发展,一些新的手术方式不断涌现,并取得了理想的治疗效果。

（一）射频治疗

射频治疗是指射频导管在胃镜的引导下进入食管后将射频治疗仪电极刺入食管下括约肌和贲门肌层,基于多个平面对胃食管连接部进行烧灼。其原理是通过射频针产生的热能使食管上皮细胞破坏、修复,诱导胶原组织收缩、重构,并阻断神经传导通路,增加食管下括约肌厚度和压力,减少一过性食管下括约肌松弛,达到改善反流的目的。接受射频治疗的患者年龄不得小于 18 岁,同时胃食管反流病诊断明确且 PPI 治疗有效的患者。

（二）经口无切口胃底折叠术

经口无切口胃底折叠术，又称内镜下胃底折叠术，通过内镜将胃食管交界处的全层组织通过牵引器旋转下牵拉 4～5 cm 并加固固定，形成胃腔内全层抗反流筏瓣，达到增加食管下括约肌压力、治疗食管裂孔疝的目的。目前内镜下胃底折叠术包括 Bard、GERDX、EsophyX 和 MUSE 系统，MUSE 系统由我国自主研发，已开展临床试验，其疗效值得期待。

（三）经口内镜下贲门紧缩术

经口内镜下贲门紧缩术是利用套扎器一次性均匀间断地套扎贲门处松弛及多余的黏膜，随后组织缺血、坏死、脱落、修复，之后形成瘢痕，造成贲门紧缩从而达到抗反流效果。目前的临床研究表明内镜下贲门紧缩术有一定的近期疗效，但仍需要更多证据支持。

（四）内镜下抗反流黏膜切除术

内镜下抗反流黏膜切除术由日本学者提出，是将贲门处黏膜部分切除，黏膜在愈合过程中形成瘢痕然后引起贲门挛缩，从而达到抗反流效果。无论是经口内镜下贲门紧缩术还是内镜下抗反流黏膜切除术都是对胃食管反流病治疗的积极探索，也都显示出了较好的近期疗效，随着循证医学证据的不断补充，相信会发挥更大的作用。

五、外科手术治疗

目前治疗胃食管反流病最常用的手术方式为腹腔镜下胃底折叠术。其治疗效果与 PPI 相当，但术后可能会出现并发症。当 PPI 治疗有效且需要维持治疗而患者不愿长期服药时，或者 PPI 治疗失败时，可考虑外科手术治疗。

（盛如莉　王娜　王晓旭　岳玮）

第四章 肠易激综合征

病例解析

主要症状 间断腹泻 3 年。

病史 患者,女性,38 岁。平素体健,无基础疾病,无手术史,无消化道肿瘤家族史。3 年前调换工作岗位后出现腹泻,大便 3~5 次/天,呈黄色稀糊状,每次量不多,偶带黏液,无脓血,伴有便前下腹痛或坠胀不适,便后缓解,伴失眠多梦、乏力、腰背部不适,体重无明显变化。自诉工作量大或情绪状态不佳时症状加重,大便可多达 6~8 次/天,时常担心自己工作做不好。自觉得了"不治之症","身心疲惫",3 年来反复就诊于多家医院,胃肠镜、胶囊内镜、胸腹部 CT、头颅 MRI 及血常规、生化、肿瘤标志物等检查检验均未见异常。反复口服多种药物(蒙脱石散、马来酸曲美布汀片、双歧杆菌胶囊、氟哌噻吨美利曲辛片等)治疗,用药期间或休息在家后症状好转。停药或恢复工作后症状反复出现。

临床检查 一般情况可,心率正常,腹部平坦,未扪及包块,肠鸣音活跃,5~7 次/分。肛门指检未见异常。

辅助检查检验 血常规、生化、肿瘤标志物、甲状腺功能、大便常规及隐血、胃肠镜、胶囊内镜、胸腹部 CT、头颅 MRI 均未见异常。

鉴别诊断 该患者症状以腹泻为主,需与常见引起腹泻的疾病相鉴别,依赖于不同疾病的临床表现和结肠镜下病变的不同特征,排除器质性病变:①肠道感染性疾病,如肠结核、细菌性痢疾、阿米巴痢疾等;②肠道非感染性疾病,如溃疡性结肠炎、克罗恩病等;③结直肠癌;

④全身性疾病,如甲状腺功能亢进、系统性红斑狼疮等;⑤乳糖不耐受症。

诊断 肠易激综合征(IBS)的诊断主要靠有经验的医生通过患者自述的临床症状、症状持续时间、发作特点,结合相关检查检验,而该病病程较长、症状复杂多变,且相当比例的肠易激综合征患者伴有不同程度的精神心理障碍,包括焦虑、紧张、抑郁、失眠、神经过敏等。因此,诊断相对困难。该患者有反复发作的腹痛和排便习惯改变,病程3年,有明显的发作诱因,已排除胃肠道器质性病变及其他内分泌系统原因引起的腹泻,故诊断为肠易激综合征。肠易激综合征分为4种类型:便秘型、腹泻型、混合型和未定型,该患者属于腹泻型。

治疗 首先告知肠易激综合征患者,认识到该病属于功能性疾病,且有反复发作的特点,目前尚不能完全治愈,但并不会进展为恶性疾病,更不会危及生命。患者应和医生建立良好的医患沟通和信任关系,严格遵医嘱,才更有助于疾病的诊治。对于该疾病,治疗目标是改善主观症状,提高生活质量。一是避免食用诱发或加重症状的食物,二是调整相关的生活方式,三是辅助药物治疗(蒙脱石散、双歧杆菌四联活菌片等)。

然而,腹痛、腹泻、腹胀并非肠易激综合征的特异性症状,不是长时间的腹泻都是肠易激综合征,出现这些症状首先要排除器质性病变。尤其要注意有没有类似黑便、便血、贫血、腹部包块、腹水、发热、体重减轻等这些"报警症状",如伴随"报警症状"的出现,必须立即就医。那么,如何知道排便不好是不是得了肠易激综合征?肠易激综合征是什么呢?

第一节　肠易激综合征的简介

在临床工作及日常生活中,我们经常见到一些人稍微接触冷、热、酸、辣食物即出现腹痛、腹泻,腹泻次数甚至达10次/天以上;有的人时而便秘时而腹泻。这种消化系统疾病已经成为全球性健康问题,患者比较多,大概占消化门诊的1/10。多发生于脑力劳动者,白领、学生、领导干部、高强度训练军人患病率高于工人和农民,城市高于农村。以往诊断此病使用的病名比较混乱,如胃肠道神经症、过敏性结肠炎、痉挛性结肠炎、激惹性结肠炎、慢性结肠炎、黏液性肠炎、胃肠道功能紊乱等,现在医学上把这类疾病统称为肠易激综合征。反复多次去医院就诊抽血及做肠道内镜、腹部 CT 及核磁等检查均未见异常;虽然不会引起肠组织的变化或增加患结直肠癌的风险,但给患者身心带来很多痛苦的同时,也给患者的工作、学习和日常生活带来诸多不便。如果您的肠道问题长时间不见好转,有必要到医院检查是否患了这种疾病。

一、肠易激综合征的定义

肠易激综合征是功能性胃肠病中最具代表性的、需要长期管理的一类症候群,是以腹痛、腹胀或腹部不适为主要症状,与排便相关或伴随排便习惯如频率和(或)粪便性状改变,通过临床常规检查,尚无法发现能解释这些症状的器质性病变。肠易激综合征有家族聚集倾向,常与其他胃肠道功能紊乱性疾病如功能性消化不良并存伴发。根据患者排便异常时的主要粪便性状,将肠易激综合征分为 4 种亚型,分别是腹泻型肠易激综合征(IBS-D)、便秘型肠易激综合征(IBS-C)、混合型肠易激综合征(IBS-M)和未定型肠易激综合征(IBS-U)。

肠易激综合征的诊断标准:反复发作腹痛、腹胀、腹部不适,具备以下任意 2 项或 2 项以上:①与排便相关;②伴有排便频率的改变;③伴有粪便性状或外观改变。诊断前症状出现至少 6 个月,近 3 个月符合以上诊断标准。但身体患有肠道其他病变时也会出现上述情况。因此,去医疗机构检查,排除肠道器质性病变非常必要。

二、肠易激综合征的病因

肠易激综合征是多因素作用的结果,其病因及机制尚未完全明确,发病原因可能与患者自身的情绪、饮食结构、药物、精神紧张及感染性疾病等方面的因素有一定关系,患者常出现胃肠动力学异常、内脏高敏感性、神经因素、肠道感染因素、肠道微生态失调及精神因素、心理障碍等。

（一）胃肠动力学异常

长时间以来肠易激综合征一直被认为是一种胃肠动力障碍性疾病,肠道动力变化是肠易激综合征症状发生的重要病理生理基础,却不能用一种动力模式来解释肠易激综合征。主要是可能与肠道肌肉收缩有关。肠壁上排列着肌肉层,当食物通过消化道时,这些肌肉层会收缩。比正常情况更强且持续时间更长的收缩会导致胀气、腹胀和腹泻。微弱的肠道收缩会减缓食物的通过,并导致坚硬、干燥的粪便。肠易激综合征患者胃肠蠕动或增强,或减弱,或痉挛,对各种生理性和非生理性刺激(如进食、肠腔扩张、肠内容物以及某些胃肠激素)的动力学反应过强,并呈反复发作过程。以腹泻为主的肠易激综合征患者呈肠道动力亢进的表现,便秘型肠易激综合征则正好相反,表现为肠道动力不足。

（二）内脏高敏感性

肠易激综合征患者对结直肠扩张的疼痛阈值下降,明显低于正常人,且对胃肠道充盈扩张、肠平滑肌收缩等生理现象敏感性增强,更易产生腹胀、腹痛等症状。

（三）神经系统异常

消化系统神经异常可能会导致腹部因气体或粪便而伸展时出现比正常情况更大的不适。大脑和肠道之间协调不良的信号会导致身体对消化过程中通常发生的变化反应过度,从而导致疼痛、腹泻或便秘。

（四）肠道感染

肠道感染后 $3.7\% \sim 36.0\%$ 会发生肠易激综合征,发病范围变动较大,主要取决于初始疾病的严重程度。我们把这类以前无肠易激综合征症状的人群在感染性胃肠炎发作后随即发生的肠易激综合征称为感染后肠易激综合征,研究提示一半以上的感染后肠易激综合征患者病情持续超过 5 年。由此可见,胃肠炎是目前已知的导致肠易激综合征发病的最强危险因素之一。感染后肠易激综合征典型的相关症状包括排便急迫感、腹胀、黏液便以及频繁的糊状粪。发生感染后肠易激综合征的最强危险因素与感染类型和严重程度有关。因此,肠道感染疾病病程长、体重减轻、直肠出血更易患感染后肠易激综合征。而女性、年轻和吸烟也是感染后肠易激综合征的易患因素。细菌性胃肠炎感染后 12 个月发展为感染后肠易激综合征的风险增加。感染后肠易激综合征也可能与肠道中细菌过剩有关(细菌过度生长)。

（五）肠道微生态失衡

消化道微生态对健康起着非常重要的作用,虽然至今还未发现肠易激综合征相关的特异性菌群改变。但有研究发现肠易激综合征腹泻型患者肠道内乳酸菌、厚壁菌和双歧杆菌数量明显减少而拟杆菌增多,而肠易激综合征便秘型患者韦荣球菌数量增加。但是肠道微生态参与肠易激综合征发病的具体机制仍待进一步研究。

（六）精神因素和心理障碍

研究证实,肠易激综合征的主要病因为精神压力及童年时期的心理创伤。该疾病的患者多为性格敏感、精神压力较大的 10 多岁至 30 多岁的年轻人,而且常有焦虑、紧张、抑郁等心理异常。在升学、就业、调动工作等人生的关键时期容易发病。有医生认为肠易激综合征之所以在城市居民中多发,因为全球性城市化进程加大了城市居民的精神压力。精神心理应激可诱发或加重肠易激综合征症状,应激事件如失业、亲人死亡、性虐待、体罚等发生频率亦高于正常人,对应激反应更敏感和强烈。

三、肠易激综合征症状的触发因素

肠易激综合征常见的诱因包括一些食物和药物。情绪压力也可能是一个触发因素。一些医学研究人员认为,肠易激综合征是肠道对生活压力源的反应。

（一）食物

食物过敏或不耐受在肠易激综合征中的作用尚不完全清楚。真正的食物过敏很少引起肠易激综合征。但一些人在吃某些食物或喝饮料时会出现更严重的肠易激综合征症状,可能引发肠易激综合征症状的食物包括酒精、人造脂肪、人工甜味剂、碳酸饮料、椰、咖啡（甚至不含咖啡因）、乳制品、蛋黄、油炸食品、油、家禽皮和深色肉、红肉、固体巧克力等。

（二）压力

大多数肠易激综合征患者在压力增加期间会出现更严重或更频繁的体征和症状。

第二节　肠易激综合征的临床症状

一、肠易激综合征的常见症状

肠易激综合征的主要症状是腹痛、腹胀、腹泻、便秘，腹泻和便秘可以持续存在，也可能交替出现，部分患者可存在上消化道症状、精神症状以及其他肠外症状，无明显并发症。

1.腹痛　几乎所有肠易激综合征患者都有不同程度的腹痛，疼痛性质不剧烈；部位不固定，以下腹和左下腹最为多见，右下腹有时会呈游走性疼痛；患者一般在白天痛，晚上不痛；发作和持续时间缺乏规律，常在排便或排气后疼痛缓解，极少有睡眠中痛醒者。

2.腹胀　以白天最为明显，腹围一般不会增大，夜间睡眠后有所减轻。

3.腹泻　腹泻型肠易激综合征患者常排便较急，为持续性或间歇性腹泻，粪量少，糊状且含大量黏液，通常无血便，多在晨起或餐后出现，一般每日3～5次，少数严重发作期可达10余次。

4.便秘　便秘型肠易激综合征患者主要症状为排便困难，每周排便1～2次或10天左右排便1次，粪便干结、量少，呈羊粪状或细杆状，表面可附黏液，常伴腹胀、排便不尽感，可以持续存在也可能交替出现。

5.其他症状

（1）上消化道症状：如消化不良、胃灼热、反流等胃肠功能紊乱的情况。

（2）精神症状：失眠、焦虑、抑郁、紧张、头晕、头痛等精神异常情况。

（3）其他肠外症状：如乏力、尿频、尿急及痛经等。

二、肠易激综合征类型

根据排便问题的类型对肠易激综合征进行分类。不同药物仅适用于不同类型的肠易激综合征。

通常，患有肠易激综合征的人有时排便正常，有时排便异常。肠易激综合征类型取决于异常排便的情况。

1. 腹泻型　大部分粪便都是松散的、水样的。≥25%的排便为松散（糊状）粪或水样粪，且硬粪或干球粪<25%。

2. 便秘型　大部分粪便是坚硬和块状的。≥25%的排便为硬粪或干球粪，且松散（糊状）粪或水样粪<25%。

3. 混合型　≥25%的排便为硬粪或干球粪，且松散（糊状）粪或水样粪≥25%。

不确定型患者符合肠易激综合征的诊断标准，但其排便习惯不符合上述 3 型中的任一标准。

第三节　肠易激综合征的诊断检查

根据病情需要进行一些检查，包括粪便研究，以检查感染或肠道吸收食物营养的能力问题（吸收不良）。可能还会进行胃肠镜检查，腹部盆腔 CT 和消化道造影检查等，以排除其他疾病。除此之外，还有以下实验室检查。

1. 乳糖不耐症测试　乳糖酶是一种消化乳制品中发现的糖所需的酶。如果不产生乳糖酶，就可能会有类似于肠易激综合征引起的问题，包括腹痛、胀气和腹泻。医生可能会进行呼气测试，或者要求从饮食中去除牛奶和奶制品数周。

2. 细菌过度生长的呼气试验　呼气测试可以确定小肠中是否有细菌过度生长。细菌过度生长在接受过肠道手术或患有糖尿病或其他减缓消化的疾病的人中更为常见。

3.粪便测试　如果患有慢性腹泻,可能会检查粪便中是否有细菌或寄生虫,或者肝脏中产生的消化液(胆汁酸)。

第四节　肠易激综合征的自我管理与治疗

肠易激综合征的治疗目标是改善症状、提高生活质量,需采取个体化综合治疗的策略。

一、并非所有肠易激综合征都需要药物治疗

虽然药物可用于治疗肠易激综合征,但并非每个患有这种疾病的人都需要药物治疗。对于一些人来说,尤其是仅有轻微症状的人,生活方式的调整,如饮食调整,进餐时较小的份量可能有助于防止腹胀和痉挛。与其每天吃三顿大餐,不如吃五顿小餐,可能有助于减轻症状。压力管理和定期运动,也可以明显改善症状。对于中度至重度症状的人,当生活方式的改变不能提供足够的症状改善时,才需要药物治疗。可采取调整生活方式和药物相结合来治疗肠易激综合征。

二、肠易激综合征的预警症状

诊断肠易激综合征后若出现便血,不明原因或快速体重减轻,夜间腹泻,严重的腹痛,贫血,不明原因的呕吐,吞咽困难,有腹部包块或肿块等。持续性疼痛,无法通过排出气体或排便不能缓解等情况,可能提示患有其他器质性疾病,需要及时就医。

三、生活方式的调整

(一)定期锻炼

研究发现运动多的人患肠易激综合征的可能性比运动少的人低。有证据显示,每周3~5次高负荷的体育锻炼,坚持12周后能够明显阻止肠易激综合征症状恶化。每周3~5天进行20~60分钟的身体锻炼(跑步、有氧运动和骑自行车等),能显著改善肠易激综合征症状

严重程度量表和心理症状评分。其他以运动为基础的自我调节行为疗法也被证明对肠易激综合征有益,如瑜伽能减轻肠易激综合征和躯体化症状的严重程度,步行锻炼有助于改善整体胃肠道症状、负面情绪和焦虑。

(二)间歇性禁食

有学者认为间歇性禁食可能有助于缓解肠易激综合征症状,因为它能让胃肠得到休息。如果进食过多、过快或者过勤,消化道就没有足够多的时间来妥善处理食物。早上或晚上禁食都能改善这一点。目标的禁食期要至少维持 12 小时。逐渐努力将晚餐和第 2 天早餐/午餐间之间的禁食期延长至 16 小时。大多数人都能经受住这样的禁食。但在开始任意的禁食计划前,都要咨询一下医生。孕妇或体重不足的人不建议禁食。

四、饮食调节

(一)什么是 FODMAP 食物

很多治疗肠易激综合征的资料中都会提及 FODMAP。FODMAP 是一个简称,是把"可发酵的""低聚糖""双糖""单糖"和"多元醇"的英文首字母用 A(and)连接在一起组成的。肠易激综合征患者食用 FODMAP 这类食物后会出现腹痛、腹胀和胀气。这类食物主要是某些水果和蔬菜,小麦、黑麦、豆类,含有乳糖的食物如牛奶、奶酪和酸奶,以及人造甜味剂。遵循低 FODMAP 的饮食可以缓解肠易激综合征的症状。

(二)避免食用导致胀气和腹胀的食物和饮料

首先避免碳酸饮料和酒精饮料等以及某些可能导致气体增加的食物。富含可发酵低聚糖的典型食物就是洋葱和花椰菜等蔬菜以及小麦、大麦、黑麦制品,它们主要含有可发酵寡糖低聚糖中的果聚糖。而人体没有消化低聚糖的酶。另外,小麦、大麦、黑麦在肠道内发酵后,会产生许多氢气,加重肠易激综合征。因此,最好避免食用大麦、小麦、黑麦制品,改为食用大米,荞麦也是很好的选择。

（三）减少或避免食用麸质可以缓解与肠易激综合征有关的腹泻

有些患者只要摄入了小麦里的麸质,就会出现腹痛、腹泻、情绪低落(由抑郁症引发)等症状。因此,建议食用无麸质食品。由于无麸质面粉除了不含麸质,也不含小麦中的可发酵寡糖,肠道虚弱敏感的人可以放心食用。

（四）使肠道舒适的水果和可能引起肠道症状的水果

几乎所有的水果都含有果糖,但有些水果会加重肠道症状,有些则不会。比较安全的水果就是香蕉、葡萄和草莓。这 3 种水果中 FODMAP 成分的含量均不高,很少出现肠道问题。苹果和白桃含有大量的果糖和山梨糖醇,容易造成腹泻,会加重肠道症状,最好避免食用或少食用。西瓜含有大量果聚糖、果糖和甘露糖醇,也容易导致腹泻。

（五）记食物日记非常必要

对于肠易激综合征患者,有时食用食物后完全没事,而有时同样的食物却会出现明显症状。食物日记可以记录食用各种食物后的不同感觉,以便明确何种食物可以食用,何种食物可以少用,何种食物必须禁用,以确定自己对任何特定食物或食物类型的反应。同时,还可以记录睡眠、压力或月经等可能影响肠易激综合征症状的情况,以帮助避免症状的一些不确定因素,减少痛苦。需要注意的是,一旦确定了可能有问题的食物,要消除此种食物至少 2 周,评估消除是否对症状有帮助。如果没有,可以重新食用食物,并再次评估对症状的影响。

推荐及避免饮食对照表见表 4-1 ~ 表 4-3。

表 4-1　蔬菜、食用菌、薯类食物避免及推荐

避免		推荐	
芦笋	牛蒡	茄子	青梗菜
苦瓜	红薯	番茄	白菜
大葱	泡菜	圣女果	芜菁
洋葱	炸薯条等	西兰花	甘蓝
大蒜		胡萝卜	小黄瓜
胡葱		彩椒	香芹
韭菜		辣椒	樱桃
鲜蓟		菠菜	萝卜
洋姜		南瓜	香菜
藠头		黄瓜	山药
皱叶甘蓝		白萝卜	竹笋
蘑菇		秋葵	豆芽
花椰菜		生菜	马铃薯等
		姜	

表 4-2　水果类避免及推荐

避免		推荐	
苹果	西梅	香蕉	菠萝
桃	石榴	草莓	文旦柚
西瓜	黑葚	椰子	青柠
杏梨	无花果	葡萄	树莓
葡萄柚	番石榴	甜瓜	蓝莓
牛油果	李	猕猴桃	蔓越莓
荔枝	芒果	橙子	杨桃
柿子	果干	橘子	榴莲
巴梨	用上述水果制作的	柠檬	橄榄
木瓜	水果罐头等	金桔	火龙果等
樱桃			

表4-3　谷类食物避免及推荐

避免		推荐	
小麦	面包	白米	墨西哥玉米饼
大麦	麦麸饼	糙米	爆米花
黑麦	薄脆饼干	燕麦	薯片(少量)
玉米	披萨	淀粉	玉米淀粉
豆类(大豆、	章鱼小丸子	魔芋面	木薯粉
豌豆、芸豆、	谷物脆(含有	米粉	玉米粉
鹰嘴豆、小扁	小麦、大麦、	越南河粉	荞麦面(100%)
豆、红豆等)	黑麦、水果干、	无麸质食品	谷物脆(只含大米、
豆腐	蜂蜜的品种)	木棉豆腐	燕麦的品种)
豆浆(由大豆制造)	蛋糕	豆浆(由大豆提	燕麦片等
大豆粉	派	取物制造)	
纳豆	美式松饼		
红豆馅	乌冬面		
拉面	挂面等		
意大利面			

五、舒缓压力心理治疗

压力在肠易激综合征患者症状的频率和严重程度中起重要作用。有压力的生活事件史或当前的压力情况通常可能先于肠易激综合征。一些患者在失去亲人后不久即症状发作。其他有抑郁症病史的人,当抑郁症复发时,他们的症状会恶化。有时焦虑或抑郁随着肠易激综合征症状的发作而发生。如果情绪压力是症状的触发因素,运用减压技巧和参加缓解压力的活动,如瑜伽和冥想,可以减少与压力相关的突发事件。可以使用几种心理治疗如认知行为疗法,已被证实对肠易激综合征有效,但需要由训练有素的心理健康专业人员提供。催眠疗法也被证实有助于控制肠易激综合征症状。

六、药物治疗

(一)解痉药物

解痉剂如匹维溴铵、奥替溴铵、阿尔维林、曲美布汀等可以缓解肠道平滑肌痉挛,改善肠易激综合征的症状,对腹痛的疗效明显。

(二)止泻药物

止泻剂如洛哌丁胺,可以有效改善肠易激综合征腹泻型的排便频率,增加粪便硬度,减轻腹泻症状。双八面体蒙脱石可以吸附消化道内的气体、毒素,也是常用止泻剂。

(三)抗生素

肠道不吸收的抗生素,主要是利福昔明,可以改善肠道菌群失调,调节肠道炎症,增强肠黏膜屏障功能,缓解肠易激综合征患者的总体症状以及腹胀、腹泻症状。

(四)渗透性泻药

渗透性泻药如聚乙二醇,可以显著提高肠易激综合征便秘型患者的自主排便频率,降低粪便硬度,有效缓解便秘症状。

(五)促分泌药物

促分泌剂如利那洛肽,可以增加小肠中的液体分泌,帮助排出粪便,改善肠易激综合征便秘型患者的便秘症状,但利那洛肽会引起腹泻,在进食前 30 ~ 60 分钟服用药物可能会有所帮助。

(六)益生菌

肠易激综合征存在肠道菌群紊乱,益生菌可缓解腹胀、腹痛、腹泻等症状,可能对肠易激综合征有一定疗效。由于缺乏高质量研究,若认为益生菌可能适合自己,可在医生指导下使用。

(七)神经递质调节药物

对于肠易激综合征合并存在精神心理障碍者(包括抑郁、焦虑和躯体化症状等),消化内科常规用药效果不理想的难治性肠易激综合征,使用神经递质调节药物可以缓解腹痛症状。三环类抗抑郁药

（TCA）一般用于肠易激综合征腹泻型患者,而5-羟色胺再摄取抑制剂（SSRI）一般用于肠易激综合征便秘型患者。

不管是处方药还是非处方药,务必在医生指导下用药。

七、其他治疗

（一）针灸

可能有助于治疗与肠易激综合征相关的焦虑、纤维肌痛、偏头痛和失眠。针灸也可以通过改变胃肠道运动和疼痛感知来产生直接的胃肠道作用。

（二）按摩

可以帮助减少焦虑和缓解压力。

（三）中药

痛泻要方和痛泻宁颗粒是目前治疗肠易激综合征腹泻型证据较多的药物,被多项研究证实可改善肠易激综合征腹泻型患者的总体症状和腹痛症状,降低排便频率,减轻排便窘迫感和排便不尽感。另外也有研究发现,奇异果提取物可明显增加便秘型肠易激综合征患者的完全自主排便次数,并改善腹痛。

第五节　肠易激综合征的护理措施

肠易激综合征患者的日常护理:应规律作息,保证充足的睡眠时间,应积极配合治疗,增加体育锻炼,改善胃肠蠕动情况。需要特别注意的是,肠易激综合征患者易出现心理疾病,可针对患者进行必要的心理护理。

一、日常护理

1.鼓励患者增加体育锻炼,如每天步行20分钟,以增强体质。

2.养成定时排便、排便不久蹲、规律作息等习惯。

3.腹泻患者应注意肛周护理,避免肛门受刺激发炎。

4.遵医嘱用药,不可自行停药或增减药量,了解药物的用量、不良反应。

二、心理护理

精神心理护理极其重要,医护人员与家属应帮助患者解除思想顾虑,让患者了解本病的起因、性质及良好的预后,以解除紧张情绪,树立战胜疾病的信心。患者可能会因为腹痛、腹泻或便秘症状影响日常生活,从而出现烦躁、焦虑等负面情绪。家属应充分体谅,多与患者交流,以缓解患者的焦虑情绪,避免诱发精神疾病。

三、注意事项

肠易激综合征患者应警惕精神疾病的出现,提示精神疾病的表现包括持续低落的情绪和(或)减少享受愉快的活动;多伴发肠外躯体症状;与压力有关的胃肠道症状;精神疾病的家族史;自杀意念或此类行为的病史。

(张春燕)

第五章 便 秘

病例解析

主要症状 排便困难 4 年,加重伴便血 1 年。

病史 患者,男性,60 岁。因"排便困难 4 年,加重伴便血 1 年"来我院消化内科就诊。4 年前无明显诱因出现排便费力,排便时间延长,大便干结,需要用通便药方可排便,未规范治疗。近 1 年来,患者上述症状逐渐加重,5~7 天无便意,伴间断便血,每次量较少,未在意,口服药物治疗,症状时轻时重。患者自发病以来,精神一般,睡眠一般,饮食正常,大便如上述,小便正常。患者有"糖尿病"病史 10 年,血糖控制差。无手术史,长期生活于本地。

临床检查 一般情况可,轻度贫血貌,腹部体检未见异常。

实验室检查 粪常规:隐血试验阳性。血常规:血红蛋白 100 g/L。肝肾功能、电解质、凝血未见特殊。

鉴别诊断 常与以下疾病进行鉴别诊断。

1. 肠梗阻 根据患者出现的典型的腹痛、腹胀、恶心、呕吐、停止排便、排气等病症,腹部立位片有气液平。

2. 克罗恩病 为腹痛、便秘与腹泻交替,腹块,还伴有发热、关节炎等全身表现。X 射线有铺路石状改变、假息肉、多发性狭窄、瘘管形成,且病变呈节段性分布。内镜下见跳跃式分布的纵形分布溃疡,呈裂隙状溃疡,黏膜有铺路石状改变,病变之间肠道黏膜正常,病理活检见非干酪样坏死性肉芽肿或大量淋巴细胞聚集。

3. 溃疡性结肠炎 临床表现为便血、肠狭窄、肠穿孔、腹胀、腹泻与便秘交替。内镜有多发性溃疡,附有脓性分泌物,黏膜充血水肿,呈颗粒状,可见炎性假性息肉。X射线表现为黏膜粗乱、肠管短缩、变细、结肠袋消失,呈铅管状。有小龛影或颗粒状充盈缺损。

4. 肠结核　是由结核分枝杆菌侵犯肠道引起,好发于回盲部,常伴有其他器官的结核;临床表现为腹痛、腹泻和便秘交替,有的患者还可为腹部肿块、呕吐,可以有结核毒血症。肠镜见溃疡呈环行。肠壁或肠系膜淋巴结干酪样坏死性肉芽肿;病变组织的病理切片找到结核分枝杆菌;从病变处取材培养结核菌结果阳性;从病变处取材做动物接种有结核病变。符合以上任何一条标准即可诊断。而一般病例根据临床病症、体征及X射线典型结核改变,肠外找到结核灶,抗结核试验性治疗有效即可诊断。

5. 结肠癌　早期可无症状,中晚期表现为腹胀、消化不良,而后出现排便习惯改变,腹痛,黏液便或黏血便。肿瘤溃烂、失血、毒素吸收后,常出现贫血、低热、乏力、消瘦、下肢水肿等症状。如出现腹胀、腹痛、便秘或不能排便,体检见腹部膨隆、肠型、局部有压痛,听诊闻及肠鸣音,提示可能出现不全性或完全性肠梗阻。肠镜活检有助于确诊。

6. 肠易激综合征　是最常见的肠道运动障碍性疾病,其临床特点表现为腹痛、腹胀、便秘、腹泻或两者交替,但无器质性疾病的证据。伴有全身神经官能病症,无消瘦及发热,系统检查仅发现腹部压痛,X射线及钡灌肠无肠道器质性疾病发现,血、尿、粪常规检查阴性,红细胞沉降率检查正常。

诊断　①便秘。②2型糖尿病。③轻度贫血。

诊治经过　患者入院后查空腹血糖15.6 mmol/L;糖化血红蛋白7.9%。腹部CT提示升结肠占位,考虑恶性,无肿大淋巴结。胸部CT:未见异常。遂完善结肠镜检查,发现升结肠一菜花样隆起,表面溃烂,余结直肠黏膜未见异常。病理活检:(升结肠)腺癌。与患者及家属沟通病情后,积极控制血糖,转普外科行手术治疗。

通过以上的病例分享,相信您内心对于便秘有许多问号,下面将系统阐述便秘的内容。

第一节　便秘的简介

长期不规律的饮食、睡眠、作息，导致许多中老年人，甚至年轻人，或多或少都有些难言之"秘"，尴尬又常见，即饱受便秘之苦，这部分人群往往胃肠蠕动差，动力不足，活动能力降低，甚至意志消沉、情绪焦虑。

我国老年人中有便秘症状者高达 15%～20%，女性多于男性，尤其是孕妇或分娩后的女性，随着年龄的增长，患病率明显增加，主要原因是肠道动力减弱。

一、大便的组成及形态

大便的组成：3/4 为水，1/4 为固体；固体中 30% 为死细菌，10%～20% 为脂肪，2%～3% 为蛋白质，10%～20% 为无机盐，30% 为未消化的残存食物及消化液中的固体成分如脱落的上皮细胞。大便的黄色是由胆红色的衍生物粪胆色素和尿胆色素形成的。大便的气味则由细菌作用的产物所致，主要有吲哚、粪臭素、硫醇和硫氢化物。通常人每天约排粪 0.5 kg。其形态见图 5-1。

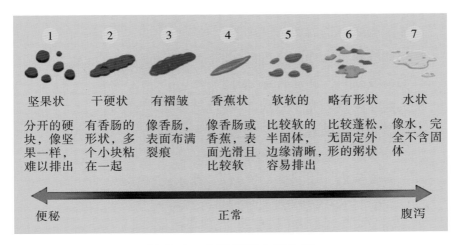

图 5-1　布里斯托大便分型

二、大便的产生过程

想要知道为何会得便秘,首先要了解大便是如何产生的:食物经小肠吸收后剩余的残渣运输到大肠后,一方面大肠吸收其水分,另一方面大肠将其运送到直肠,当大便积累到一定数量会刺激直肠压力感受器向大脑发出"排出"的请求信息,最后大脑发出命令松弛肛门括约肌将其排出体外,从而完成这一过程。

三、便秘的定义

部分患者对便秘存在认知误区,认为只有大便干、大便硬才叫便秘,或认为不解大便叫作便秘。便秘的定义为:排便次数减少(每周排便<3 次)、粪便干硬和排便困难(排便费力、排便不尽感、排便费时、需手法辅助排便)。

第二节　便秘的病因及类型

一、便秘的常见病因

便秘的常见病因有以下几种。

1. **功能性疾病**　功能性胃肠病。

2. **动力性疾病**　肠道神经/肌肉病变、先天性巨结肠。

3. **炎症性疾病**　克罗恩病、溃疡性结肠炎。

4. **肠道肿瘤**　结直肠癌。

5. **肠外疾病**　前列腺癌、子宫肌瘤。

6. **系统性疾病**　甲状腺功能减退、糖尿病;风湿免疫性疾病、淀粉样变性;脊髓损伤、帕金森病。

7. **药物因素**　吗啡类、精神类、钙通道阻滞剂、抗胆碱能药等。

二、便秘的常见分型

(一)根据是否存在器质性病变分型

1. 器质型便秘　指因直肠、肛门病变等肠道疾病,以及因精神神经系统、内分泌系统等肠道外疾病,以及使用一些导致便秘的药物等所引起的便秘。

2. 功能型便秘　不存在器官的器质性病变,指主要因不良生活习惯如排便习惯、饮食习惯及精神压力等引起的便秘。

(二)根据不同病理生理机制分型

1. 排便障碍型便秘　指盆底功能障碍或盆底肌协调运动障碍,导致粪便堆积于直肠内而不能顺利从肛门排出。

2. 慢传输型便秘　指肠内容物从近端结肠向远端结肠和直肠运动的速度低于正常人。

3. 混合型便秘　兼具以上两型的原因和特点。

三、临床提示

1. 直肠肛管阻塞感、排便时间延长或排便困难、需要手法辅助排便提示排便功能障碍。

2. 出现腹肌紧张、腹胀,伴恶心、呕吐,需考虑机械性肠梗阻。

3. 慢性便秘患者,伴轻度腹部不适,且长期服用泻药,提示为慢传输型便秘。

4. 急性便秘患者,起病与使用某种致便秘药物时间相符,且不伴报警症状,考虑为药物作用。

5. 新发的便秘症状持续数周或间断发作,但发作频率增加或严重程度进行性加重,无明确病因,应考虑结肠肿瘤或其他导致部分肠梗阻疾病。

6. 便秘患者出现痉挛性腹痛常提示粪便崁塞。

7. 肠易激综合征患者常有腹痛及排便习惯紊乱。

四、报警症状

慢性便秘合并以下症状,提示存在更严重病因:腹胀;呕吐;血便;体重下降;老年患者新近出现较严重便秘或便秘加剧。

第三节 便秘的危害

便秘如不及时诊治,容易诱发肛门直肠疾病:如大便干结,引起肛裂,肛裂的剧痛又让患者害怕排便,从而加剧便秘,便秘、肛裂形成恶性循环;大便干硬损伤直肠黏膜血管,导致便血;排便时间长,导致肛周静脉回流不畅,引起痔疮;一些肠润茶、美容养颜茶、芦荟类泻药含有蒽醌类物质,长期服用可导致结肠黏膜浅棕色、棕褐色或黑色的色素沉着,呈条纹状、花斑状、片状改变,可间断或连续分布,肠腔明显变暗,形成结肠黑变病(图 5-2),甚至诱发结肠癌;高血压、心脏病患者用力排便,容易诱发急性心脑血管意外;长期便秘者,思想压力大,可引起情绪变化,如悲观、焦虑、抑郁等。

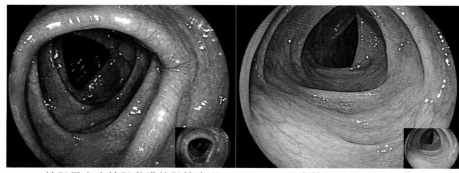

A.结肠黑变病结肠黏膜的肠镜表现　　B.正常结肠黏膜的肠镜表现

图 5-2　结肠黑变病

第四节 便秘的诊断及治疗

一、便秘诊断相关检查

便秘的诊断旨在寻找病因,在排除器质性便秘的基础上诊断功能性便秘。相关检查见表5-1所示。

表5-1 便秘常用检查及意义

常用检查	检查的意义
结肠镜	适用于伴有体重下降、直肠出血或贫血的便秘患者
胃肠道X射线	了解胃肠运动功能,便秘时可有排空延迟,可发现结肠扩张、乙状结肠冗长、肠腔狭窄等病变,有助于病因诊断
结肠传输试验	有助于评估便秘是慢传输型还是出口梗阻型
排粪造影	用于出口梗阻型便秘的诊断,如直肠前突、盆底失弛缓症
肛管直肠压力测定	对分辨出口梗阻型便秘的类型提供帮助
肛门肌电图检查	能帮助明确便秘是否为肌源性
球囊逼出试验	对出口梗阻型便秘、大便失禁均具有诊断价值

二、便秘的一般治疗

每天多吃蔬菜、水果等含膳食纤维食物(表5-2),每日摄入膳食纤维总量为25～35 g,如著名的"see you tomorrow"食物——金针菇,请注意香蕉通便效果并不好,且生香蕉含有较多鞣酸,可加重便秘。另外多饮水可软化大便,每日需饮水1.5～2.0 L。

表 5-2　部分常见食物膳食纤维含量

食物	纤维含量/g	食物	纤维含量/g	食物	纤维含量/g
大白菜	0.8	红米薹	0.9	苹果	2.4
菠菜	1.7	青豆	12.6	梨	3.1
芥菜	1.2	扁豆	7.3	桃	1.5
莴笋	0.6	荷兰豆	1.4	橘子	1.8
卷心菜	1.0	芸豆	6.8	橙子	3.6
芹菜	1.6	豌豆	10.4	柚子	0.4
生菜	0.8	芋头	4.1	西瓜	0.3
苋菜	1.8	莲藕	4.9	葡萄	0.4
空心菜	1.9	玉米	8.0	哈密瓜	2.6
西兰花	2.6	红薯	2.5	香蕉	2.6
茼蒿	3.4	山药	1.4	菠萝	1.7
韭菜	1.4	竹笋	1.8	芒果	1.6
花椰菜	1.2	香菇▲	31.6	猕猴桃	1.6
辣椒	3.2	银耳▲	30.4	樱桃	0.3
蒜苗	1.8	木耳▲	29.9	草莓	2.0
洋葱	0.9	紫菜	21.6	蓝莓	2.4
大葱	1.3	麸皮▲	31.3	树莓	6.5
茄子	1.3	魔芋粉	74.4	石榴	4.8
黄瓜	0.5	辣椒粉	43.5	牛油果	6.7
冬瓜	0.7	豆腐	0.5	大枣▲	9.5
南瓜	0.5	黄豆芽	1.5	核桃▲	9.5
丝瓜	0.5	绿豆芽	0.8	桑葚▲	29.3
苦瓜	2.3	绿豆	6.4	桃仁	11.8
西红柿	0.5	赤小豆	7.7	麦片	8.6
白萝卜	1.0	黄豆	9.0	燕麦仁	10.9
胡萝卜	2.8	红豆馅	2.8	黑巧克力	10.9

注：表内数字为每 100 g 食物可食用部分所含膳食纤维量（g），加▲者为干重。

运动有助于排便,可保持每日运动时间在 30 分钟以上,避免久坐不动,提肛运动有助于排便。

有便意就去如厕,不要等待,有时候等着等着就没了。

速度要快,每次如厕时间控制在 3 分钟以内,注意力要集中,不要玩手机、游戏、看书、看报等。

姿势要正确,蹲姿较坐姿更容易排便,坐姿排便时可在脚下垫一个小板凳帮助排便(图 5-3)。

顺时针揉肚子可促进肠道蠕动帮助排便,每次可按摩 15～20 分钟。

正确认识便秘,养成良好的排便习惯,如晨起或餐后 2 小时内,不要紧张、焦虑,不要滥用药物。

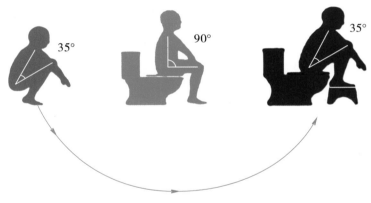

图 5-3　蹲姿与坐姿排便

三、便秘的药物治疗

以上措施如仍无效,可在医生指导下给予药物治疗,见表 5-3 所示。

应当注意的是每日排便并非必须,若频繁使用泻药或进行灌肠(>1 次/3 天),可能影响肠道正常功能。

表 5-3　便秘常见治疗药物

分类	名称
促动力药	莫沙必利、伊托必利、多潘立酮
渗透性泻药	甘露醇、乳果糖
膨胀性泻药	麸皮、甲基纤维素、聚乙二醇、琼脂
盐性泻药	硫酸镁
刺激性泻药	酚酞、蓖麻油
润滑性泻药	液体石蜡、开塞露、甘油
微生物制剂	枯草杆菌、双歧杆菌、乳酸菌、酪酸梭菌
促分泌剂	利那洛肽

四、生物反馈疗法

盆底肌功能障碍所致便秘可进行生物反馈治疗,即通过测压和肌电设备使患者直观地感知其排便的盆底肌的功能状态,"意会"在排便时如何放松盆底肌,同时增加腹内压实现排便的方法。对部分有直肠、肛门盆底肌功能紊乱的便秘有效。

五、清洁灌肠

对于粪便坎塞者可采用栓剂(开塞露)或在医生指导下进行清洁灌肠。

六、特殊人群的便秘的治疗

1. 老年人　老年人便秘主要与缺乏运动、因病服用相关药物有关,治疗主要为改变生活方式、尽量停用致便秘的药物。在医生指导下可给予容积性、渗透性泻药,严重者可短期适量应用刺激性泻药。

2. 孕妇　以适当运动、多饮水、增加膳食纤维为主要治疗措施,在医生指导下可选用安全性好的乳果糖、聚乙二醇、容积性泻药。比沙可啶少见致畸的报道,但会引起肠痉挛。应避免使用蒽醌类泻药和蓖麻油。

3. 儿童 基础治疗包括家庭教育、合理饮食和排便习惯训练,对于粪便坎塞者,可选用开塞露或在医生指导下给予温生理盐水灌肠。乳果糖、聚乙二醇、容积性泻药证实有效,安全性好。

4. 糖尿病患者 便秘是糖尿病患者最常见的消化道症状,在医生指导下可尝试使用容积性泻药、渗透性泻药和刺激性泻药。

5. 终末期患者 终末期患者出现便秘与运动和进食减少、使用阿片类药物等有关。预防性使用泻药极为重要,在医生指导下可给予刺激性泻药或联合渗透性泻药或灌肠药。

七、手术治疗

1. 对于慢传输型便秘综合保守治疗失败的患者,可从手术获益。

2. 顽固性慢传输型便秘患者可从全结肠切除、回肠直肠吻合术中获益。

3. 结肠顺行灌洗、结肠或回肠造口术及结肠旷置术,可以作为年老体弱或无法耐受其他手术时的考虑,也是其他手术失败后极端情况下的选择。

4. 中重度以上直肠内脱垂伴随的出口梗阻症状,经保守治疗无效时可考虑手术。

5. 直肠前突能够解释临床上的出口梗阻便秘症状时,可考虑手术。

6. 盆底肌痉挛性便秘应该首选生物反馈治疗,也可以选择 A 型肉毒碱注射封闭,手术对盆底肌痉挛性便秘效果不确定,需要慎重选择。

7. 成人巨结肠症是特殊类型的便秘,发病机制具有独特性,手术方式有所不同,在慢性便秘术前评估中必须明确是否存在该病。

（王子阳）

第六章 阑尾炎

病例解析

主要症状　食欲缺乏 2 天,转移性右下腹痛 1 天。

病史　患者,女性,23 岁。以"食欲缺乏 2 天,转移性右下腹痛 1 天"为主诉就诊。患者 2 天前无明显诱因出现食欲缺乏,无其他不适,未特殊处理。1 天前患者出现上腹部隐痛,与进食无关,无他处放射痛,伴有恶心,无呕吐、发热、腹泻等症状,自行服用"胃药"后,腹痛症状无明显缓解。今日患者疼痛较前加剧,疼痛部位转移至右下腹部,自觉发冷,无寒战、腹泻等症状。患者平素体健,既往无慢性病及传染病病史,无既往手术史,长期生活于本地。

临床检查　体温 37.9 ℃,脉搏 90 次/分,呼吸 20 次/分,血压 118/72 mmHg。痛苦面容,神志清楚。心肺体检未见异常。腹部平坦,腹式呼吸存在,无腹壁静脉曲张,未见肠型及蠕动波。腹软,右下腹广泛压痛,可疑反跳痛,未触及包块。肝脾未触及,未触及胆囊。腹部鼓音区正常,无移动性浊音。肝肺浊音区正常,无叩击痛。肠鸣音正常。

实验室检查　血常规:白细胞总数及中性粒细胞绝对值升高,C 反应蛋白升高,血淀粉酶、肝肾功能、电解质等未见明显异常。腹部超声:右下腹探及阑尾样回声,轮廓欠规整,阑尾腔内见粪石强回声,右下腹局限性积液;超声诊断为急性化脓性阑尾炎。

鉴别诊断　急性阑尾炎是临床上常见的急腹症之一,其临床症状虽然很典型,但仍有约 20% 的患者表现各异,而且临床上许多急腹症的症状与体征也与阑尾炎相似,需要进行鉴别诊断。常与以下疾病进行鉴别诊断。

1. 消化系统疾病　①胃十二指肠溃疡穿孔患者既往多有溃疡病史和症状,转移性右下腹痛是由溃疡穿孔导致胃内容物流至右下腹导致的。通过腹部影像学检查发现膈下游离气体有助于鉴别诊断。②急性胃肠炎、胆道感染、急性胰腺炎、急性肠系膜淋巴结炎等疾病亦需要进行临床鉴别。

2. 妇产科疾病　对于育龄期的患者需要警惕异位妊娠破裂、黄体囊肿破裂等导致的下腹痛,以及急性输卵管炎、急性盆腔炎等疾病导致的下腹痛需要特别注意鉴别。对患者病史的问询,特别是停经史、体格检查以及影像学的检查有助于诊断和鉴别诊断。

3. 右侧输尿管结石　多为突发的右下腹剧烈疼痛,会有会阴部及外生殖器部位的放射痛,体格检查中右下腹通常无压痛,尿常规和腹部影像学检查可明确诊断。

拟诊断　急性化脓性阑尾炎。

诊治经过　患者诊断为急性化脓性阑尾炎,收入普通外科病房,拟行腹腔镜下阑尾切除术。经过与患者及家属的术前谈话,患者及家属了解病情后同意行手术切除阑尾。在完善了血凝、输血前常规、心电图等术前检查后,患者接受了腹腔镜下的阑尾切除术,术中探查所见阑尾明显肿胀,局部有少许脓液渗出。在完成阑尾切除后,阑尾送病理检查,术后病理证实为急性化脓性阑尾炎。术后患者在接受抗生素治疗后痊愈出院。

通过上述病例的解析,大家对阑尾究竟是什么、为什么发炎了需要手术治疗产生了不少的迷惑,那么下文就来一一阐明。

第一节　阑尾的简介

小时候家长常常教育我们,吃饱饭后不要跑步,否则容易得阑尾炎。虽然饭后跑步是一个不好的习惯,但硬要把阑尾炎的"黑锅"让饭后跑步来背是没有科学依据的。通过对国内外有关阑尾炎的教科书和相关文献报道的查阅,没有发现饭后跑步会导致阑尾炎的证据。那究竟阑尾炎是怎么得的？饭后跑步为什么不会导致阑尾炎呢？请看下面的分解。

一、阑尾是什么

阑尾是人的一个器官，现代医学对阑尾的认识是从 1492 年著名画家达·芬奇在解剖图中画出阑尾开始的，但由于他的画作拖后了几个世纪才让世人见到，所以 1521 年意大利医生卡尔皮是第一次对阑尾进行现代医学描述的人，从此人们才开始认识到阑尾的存在。阑尾是一个细长而弯曲的盲管，大小因人而异，一般长 5～10 cm，粗 0.5～0.7 cm。阑尾的一头是封闭的游离在腹腔，另一头开口在盲肠，形似一个大号的蚯蚓，因此阑尾的小名叫作蚓突，顾名思义就是突出的蚯蚓（图 6-1）。阑尾既然是人体的一个器官，必然会有神经的支配，管理着阑尾和管理着人腹腔内脏的神经都是同一个管理者，因此这两个地方传来的消息，通常令我们的大脑分辨不清楚。

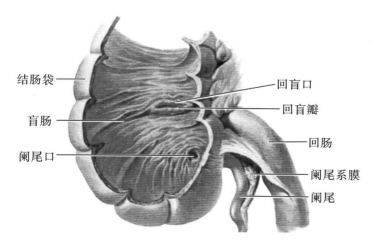

图 6-1　盲肠及阑尾

二、阑尾在哪

从体表来看，阑尾通常位于人腹部正中肚脐的右下方，临床上称之为麦氏点（图 6-2），但是阑尾生性调皮，它的位置变化多端（图 6-3）。假如我们钻进人肚子里去看，阑尾位于人体小肠和大肠交界的地方,通常位于盲肠的侧壁。因为阑尾是人由胚胎发育的过程中,与盲肠同时形成的,所以阑尾和盲肠是相伴而生的兄弟和邻居,也就决定了盲肠在哪阑尾的根部就在哪。因为每个人盲肠的位置不固定,所以阑尾的位置也不相同,最调皮者可以在肝脏附近躲藏,也有跑到盆腔去玩耍的。

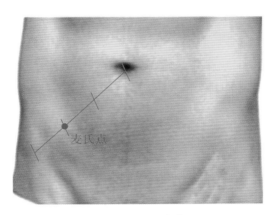

图6-2　阑尾的体表位置

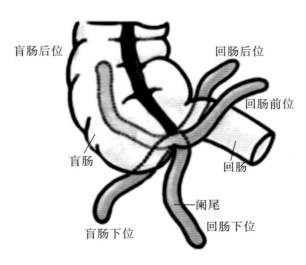

图6-3　阑尾的位置变化多端

三、阑尾无用吗

相对其他器官而言,阑尾是如此的不起眼,是不是一个退化的器官呢? 究竟有什么作用呢? 我们知道英国的生物学家达尔文提出了生物进化论学说,并提出阑尾是盲肠退化萎缩形成的,其原因是人类的饮食习惯中粗纤维的食物逐渐减少,因而不需要强大的盲肠来帮助消化了;现代医疗中将阑尾切除的人,在切除后的生活中也没有出现大的健康问题。因此,阑尾就被戴上了无用的帽子,并认为是一个退化的器官。但不是所有的动物都有阑尾,甚至一些食草动物中也没有阑尾,这就给科学家提出了新的研究方向。近年来对阑尾的一些研究显示阑尾也具有重要的作用。

四、阑尾有什么作用

那阑尾究竟有什么功能呢? 这就需要我们把阑尾放到显微镜下去观察了。我们可以将阑尾比作一个中空的西瓜,而阑尾组织可分为外膜、肌层、黏膜下层和黏膜层 4 层,即分别对应西瓜的青皮、翠皮、白皮和瓤(图 6-4)。

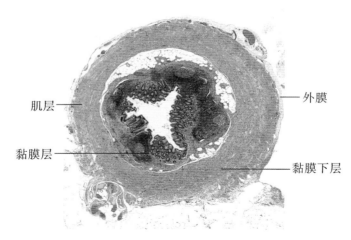

肌层 —
黏膜层 —
— 外膜
— 黏膜下层

图 6-4　阑尾组织分层

阑尾的黏膜层含有具有分泌功能的细胞,其可以分泌多种物质,像可促进肠道蠕动的激素、帮助消化的消化酶等;具有免疫功能的淋巴组织位于黏膜下层,成为肠道免疫的屏障之一,这些组织的作用就是产生淋巴细胞,淋巴细胞就是我们人体抗击细菌侵入的士兵,是人体免疫系统对抗感染和变异细胞的重要手段。

有研究显示得益于阑尾相对封闭的空间,肠道中的有些细菌特别是肠道中的益生菌,将阑尾当作了"避风港",在人发生腹泻导致肠道菌群功能失调后,阑尾内的有益菌担负着重建肠道正常功能的作用。

除了阑尾自身具有一定的功能外,阑尾壁具有完整的内环肌和外纵肌,因此可以作为自身的一个备件来替代当人体的某些管道像输尿管、尿道缺失后,我们可以利用阑尾来进行移植,替代原来的器官,由于是自身的器官,从而避免了排异反应的发生。

第二节　阑尾炎的发病机制和临床症状

一、阑尾炎的发病机制

阑尾炎一般分为急性阑尾炎和慢性阑尾炎,慢性阑尾炎一般由急性阑尾炎转变而来,其原因与大部分急性阑尾炎类似——阑尾管腔的堵塞,通常是阑尾淋巴滤泡增生、粪石、食物残渣等导致阑尾腔堵塞,从而使腔内的压力升高,损伤肠壁;堵塞后的阑尾腔内原有的细菌会大量繁殖,从而产生毒素进一步破坏阑尾壁而造成阑尾炎。这个过程就像是发洪水时,河道被堵住,而后面的水又源源不断地流过来,夹杂在洪水中的杂物进一步加剧堵塞,最终的结局就是导致河水漫过河堤,甚至冲毁河堤。粪石是大便硬结形成的较硬的块状粪便,通常是由于大便在结肠中停留时间过久也就是便秘导致的大便中的水分被过分吸收形成的。

另外,血吸虫病、蛲虫病、蛔虫病、结核病以及各种大肠或小肠的炎症均有可能会导致阑尾炎的发生。

二、阑尾炎的临床症状

（一）疼痛

疼痛是阑尾炎的主要表现,疼痛的表现与阑尾的炎症进展时期是相关的。当阑尾的炎症波及阑尾管壁的内层也就是黏膜及黏膜下层的时候,此时感受阑尾疼痛的神经与其他感受内脏疼痛的神经中枢是一个部位,因此我们的人体常常分辨不出是哪个部位疼痛,通常表现为上腹部或肚脐周围疼痛,这一段时间会有 6~8 小时。当阑尾的炎症侵及阑尾管壁的外层也就是固有肌层和浆膜层的时候,腹腔内的神经就能清楚地感受到阑尾部位的疼痛,也就是右下腹疼痛。这个典型疼痛的过程,我们称之为转移性右下腹痛,但不是每个阑尾炎患者都会经历这样典型的疼痛转移过程,大概 70%~80% 的患者会有这样典型的疼痛。另外,上文提到阑尾的位置变化多样,因此阑尾炎症导致的疼痛部位也是不同的,肝脏附近的阑尾炎会导致右上腹疼痛,盆腔的阑尾炎会导致小腹疼痛;藏在盲肠后面的阑尾会导致右侧的腰痛。

（二）胃肠道的症状及其他症状

阑尾的炎症早期会导致像不思饮食、恶心、呕吐,严重的会导致腹泻的发生。当炎症严重时会出现毒素入血后的中毒症状,像全身乏力、发热、心慌等不适的症状。当炎症波及阑尾壁外面时会导致局部的腹壁痉挛、疼痛。若没有干预,局部的炎症会加重,甚至可发展为化脓,进而导致阑尾壁的坏死甚至破溃,这样阑尾腔内的脓性物质破溃至腹腔,引起全腹膜炎。

阑尾的炎症经过及时的治疗后一部分会炎症消退,症状消失;还有一部分会转为慢性阑尾炎。当阑尾的炎症较重波及阑尾壁外时,人体的反应机制会将炎症局限在阑尾周围,从而形成阑尾周围脓肿,1%~13% 的患者会同时合并阑尾炎和阑尾周围脓肿。如果阑尾炎症非常重,发展迅速,没有及时治疗,而患者自身的抵抗能力又很弱,那么炎症会向整个腹腔甚至沿着阑尾的回流静脉向全身扩散导致弥漫性腹膜炎、化脓性门脉炎、感染性休克等危及生命的情况。

三、如何知道是不是得了阑尾炎

如果有典型的转移性右下腹痛,就可以高度怀疑阑尾炎;如果有持续性的右下腹痛,加上有发热的症状,也可怀疑阑尾炎。但还有部分阑尾炎的疼痛性质不典型,就需要进一步进行检查来明确诊断。除了典型的症状外,我们也能通过化验反映炎症情况的血液中的白细胞计数和中性粒细胞比例、C反应蛋白、降钙素原的指标来帮助诊断。除了化验血液,通过腹部的超声检查、CT检查等影像学检查来观察阑尾的形态是否肿大、阑尾腔内是否有粪石堵塞、阑尾周围是否有积液等来进一步明确诊断。

现在回到文初的问题,饭后跑步为什么不会导致阑尾炎呢?

跑步导致阑尾炎传言的基础是进食后跑步,所吃的食物会被带到阑尾腔内从而导致阑尾炎的发生。那为什么饭后跑步不会导致阑尾炎呢?首先让我们了解一下食物在消化系统中运输时间。当人们进食之后,食物要先在胃内停留4小时左右,然后进入小肠,在小肠中通过的时间为3~8小时,然后才能进入大肠,也就是阑尾所在的位置,因此饭后的那段时间,因为运动而导致食物掉入阑尾内的说法显然是不可靠的。不过,就算是饭后狂奔不会导致阑尾炎,那也不代表这是一个好的习惯,运动时血液会优先保障运动系统的运行,这样分配给消化系统的血液就会相应的减少,不利于食物的消化吸收,甚至会导致恶心、呕吐等消化道反应。

第三节 阑尾炎的治疗和预防

有传言说日本的小孩一出生就会把阑尾切掉来预防以后发生阑尾炎,而这个传言是否有根据?这是由人们对阑尾的认知所致:"阑尾是一个退化无用的器官,与其等着发炎不如早早切掉",所以过去日本医生在进行剖腹手术的时候,会顺带将正常的阑尾切掉,连新生儿需要进行剖腹手术时也会将阑尾切掉。久而久之,传言就变成了小孩一出生就会将阑尾切掉。那么得了急性阑尾炎怎么办?必须进行手术切除吗？阑尾炎是否能够预防？

一、手术治疗

现代医学对阑尾的认识是从 15 世纪开始的,而对急性阑尾炎的认识是美国医生菲茨在 1886 年首次描述的,他完整描述了阑尾炎是如何发生发展的,也首次使用了"阑尾炎"这个名词,并提出了急性阑尾炎的治疗方式——手术切除阑尾,直至今日这仍是目前常用的治疗方式,甚至在一些国家和地区,有主张进行预防性切除阑尾来预防阑尾炎。

急性阑尾炎的外科手术方法有开腹和经腹腹腔镜切除阑尾,两种方法都需要首先将患者进行麻醉,开腹手术在麻醉满意后于阑尾的部位也就是人的右下腹切开腹壁,寻找阑尾,完成阑尾切除;腹腔镜手术同样在麻醉满意后,在肚脐上方及左右两侧腹部分别将腹腔镜及器械深入腹腔,首先将腹腔内的全部器官观察完毕没有异常后再寻找阑尾,来完成阑尾的切除。两种方法各有优缺点,相对于开腹手术腹腔镜手术的腹部皮肤切口较小,腹腔内的创伤也小,还能够观察除了阑尾以外其他脏器的健康状况,所以腹腔镜手术相对开腹手术术后患者疼痛轻,恢复快。但腹腔镜手术对医院的硬件条件要求高,手术医生需要专门的训练,而且收费也相对较高。对于合并有阑尾周围脓肿、腹腔粘连等复杂的情况就需要进行开腹手术了。

关于阑尾炎手术这有一则医生给自己做手术的奇闻:1964 年 4 月的一天,苏联的南极科考队的一名医生得了急性阑尾炎,在无法回到能手术的医院的情况下,这名患阑尾炎的医生通过局部麻醉的方式,给自己成功地做了阑尾切除手术。

二、非手术治疗

大家也会问,有了炎症用点"消炎药"(抗生素)不行吗？从上文我们可以知道,人们对阑尾炎的认识是在 18 世纪,而第一个"消炎药"青霉素的发现是在 1929 年,因此以手术为主要治疗方式延续了100 余年。由于抗生素在阑尾穿孔治疗中的应用,使阑尾切除术的死亡率从

1899年的22%下降至19世纪40年代的1.2%,之后稳步下降,到1980年死亡率就仅有0.27%了。但抗生素的作用一直在医学研究中存在争议,直到近年才有可靠的研究提示使用抗生素治疗轻症阑尾炎是有效的。近两年的研究显示:现在新型冠状病毒流行时期,许多因为感染新型冠状病毒而不能接受手术的患者,在通过抗生素治疗后发现单纯使用抗生素治疗与手术切除阑尾的疗效在3个月内是相近的;但3个月后有约29%的患者又接受了手术切除阑尾,是因为这里面有41%的患者有阑尾的粪石从而导致阑尾炎症的复发。从上文我们知道阑尾的粪石和阑尾腔的堵塞是导致阑尾炎的主要原因,那么有没有将粪石取出,把脓液引流出来,这样就不需要切除阑尾的方法呢? 答案是内镜下逆行阑尾炎治疗术。

三、内镜下治疗

从上文中我们知道,阑尾开口在盲肠,正常的结肠镜检查是通过肛门口到达盲肠部观察到阑尾开口才算检查完成。那么通过结肠镜是否可以对阑尾炎进行治疗呢? 答案是可以。将结肠镜通过人体自然通道(结肠)到达阑尾的开口,将阑尾腔内粪石、脓液或其他异物取出,同时使阑尾腔的通道敞开,来达到治疗的目的(图6-5、图6-6)。内镜下逆行阑尾炎治疗术通过10年的临床实践,取得了很好的临床疗效。相对外科手术而言,内镜下逆行阑尾炎治疗术,保留了阑尾,没有切口,也无须麻醉,对正常的工作和生活几乎没有影响。假如阑尾的炎症很重,是否也能够通过结肠镜来治疗呢? 首选内镜下逆行阑尾炎治疗术治疗的阑尾是完整的,假如出现了阑尾穿孔,目前还没有办法通过内镜来进行修补,这时就需要外科手术干预了。而当阑尾没有穿孔,而是炎症局限在阑尾周围的时候,外科手术很棘手,通常需要二次甚至多次手术才能治愈,因为此时炎症聚集在阑尾的周围,并被人体自身抵抗的大网膜所包绕,所以也能通过结肠镜对阑尾周围的脓肿进行引流到肠道内进行治疗。

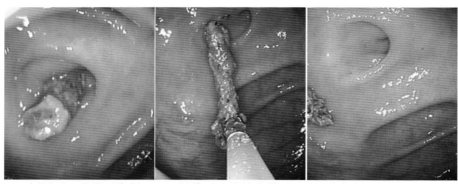

A.阑尾开口处粪石嵌顿　　B.肠镜下取出柱状粪石　　C.取出粪石后的阑尾开口

图 6-5　阑尾炎肠镜下治疗（1）

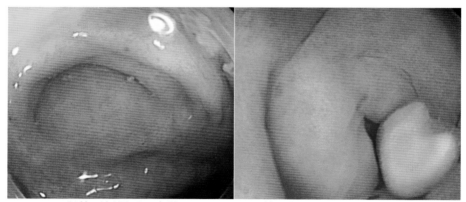

A.肠镜下阑尾开口水肿　　　　　B.肠镜下阑尾开口冲洗可见异物冲出

图 6-6　阑尾炎肠镜下治疗（2）

四、中医治疗

我国的中医医药对急性阑尾炎的认识可追溯到 2000 年前春秋战国时期的《黄帝内经》，将阑尾炎归属于肠痈的范畴，并详细描述了肠痈的成因、病名以及症候等。在之后的历史长河中我国的传统医学，对肠痈产生的机制以及治疗有了更深刻的认识，产生很多宝贵的经验：像张仲景所创的大黄牡丹皮汤、薏苡附子败酱散就是治疗肠痈的有效方剂，现代临床上常用的方药多是由此加减而来。对于外科手术比较棘手的阑尾周围脓肿，中医也将其归纳为肠痈的范畴，通过内服外敷、内治与外治结合的方法有着明显好于外科手术的疗效。

五、阑尾炎的预防

预防阑尾炎的发生,目前就西医而言仅是早期的诊断和治疗。而我国的传统医学对急性阑尾炎的机制有明确的认识:胃肠虚弱或有湿热内蕴,加之饮食不节,劳伤过度,外邪侵袭,情志内伤,妇人胎产,虫积肠道等因素,损伤肠胃功能,影响传导运化,导致气滞血瘀,湿阻热壅、腐蒸气血、蓄结而成肠痈。由此我们看到胃肠道功能紊乱、饮食不洁、劳累、气候变化等均是导致急性阑尾炎的因素。根据中医理论,不规律饮食,环境变化导致自身抵抗力下降,胃肠道功能在紧张环境中紊乱导致便秘、腹泻的发生也容易引起阑尾炎。

预防阑尾炎的重点在于以下情况。

1.良好的饮食习惯　定时定量进餐,保证胃肠正常蠕动;保证干净的饮食,避免出现肠道炎症而导致肠道淋巴滤泡增生。

2.养成良好的排便习惯　定时进行规律排便,避免和预防便秘,减少粪石生成的风险。

3.增强自身体质　加强体育锻炼,提高免疫力。

4.保持良好的心态　对紧张的工作或临时环境的变化要保持健康、愉悦的心情,减少情绪变化导致的内环境紊乱。

六、莫忽视阑尾炎

阑尾炎是目前最常见导致腹痛的急症之一,现在阑尾炎的治疗手段很多,除了手术,还有抗生素、内镜等方法供选择。但如果不重视或害怕手术治疗,阑尾炎有可能会发生严重的危及生命的并发症。因此,阑尾器官虽小,发炎也不是一个可怕的疾病,如果高度怀疑阑尾炎则要尽快去医院看病。

（冯佳　智佳）

第七章 痔

病例解析

主要症状　发现肛周肿块 3 年,便血 2 周。

病史　患者,男性,48 岁。以"发现肛周肿块 3 年,便血 2 周"为主诉就诊于我院消化内科。患者 3 年前偶然发现肛周出现肿块,大便后常触及,可还纳,质软,无肛周疼痛、便血、黑便、乏力等不适,未予在意。近 2 周出现间断性便血,表现为便后带血,为鲜血,血液与粪便不相混合,进食辛辣刺激性食物后出血量较大,伴有肛门不适,自觉肛周潮湿不洁,时有瘙痒,无乏力、心慌等不适。患者平素体健,既往否认高血压、糖尿病等慢性病病史,无既往手术史,长期生活于本地。

临床检查　一般情况可,未见贫血貌,腹部体检未见异常,肛周截石位 9 点位可见一团状赘生物,大小约 2.5 cm×2.0 cm,未见嵌顿及糜烂出血,肛指检查可及混合痔,质软,触之指套可见新鲜血迹。

实验室检查　粪常规可见红细胞(++),隐血试验强阳性,血常规、肝肾功能、电解质、凝血未见特殊。

鉴别诊断　痔的诊断并不困难,但出现痔的相关症状时,也应该仔细鉴别,不可盲目诊断。常与以下疾病进行鉴别诊断。

1.直肠癌　临床中不乏出现直肠癌患者误以为痔的病例,直肠癌患者往往出现血便,伴随大便次数增多,血液可与粪便混合,较常导致暗红色血便,与进食无明显关系;同时直肠癌在肛指检查时可触及高低不平、形态欠规则的硬块,而痔往往为圆形柔软的团块。

2.直肠息肉　有时候直肠低位的带蒂息肉可脱出肛门被误诊为

痔。与痔不同,直肠息肉患者只有在息肉表面糜烂出血时才会出现便血,往往出血量较少,触诊时为可活动的实质性结构,多为圆形或椭圆形,表面大多光滑,在儿童中多见。

3.直肠脱垂　直肠脱垂黏膜呈环形,表面光滑,常伴有括约肌松弛,而脱出的痔大多为瓣状,颜色晦暗,括约肌不松弛。

拟诊断　混合痔。

诊治经过　患者入院后接受了电子乙状结肠镜检查,发现患者齿状线上下可见较多蓝灰色静脉团,充血明显,并见血栓头,明确排除了直肠癌、直肠息肉及直肠脱垂。经与患者充分沟通病情,嘱患者增加纤维性食物摄入,保持大便通畅,并积极进行提肛运动,同时予以柑橘黄酮片口服,马应龙痔疮膏纳肛,患者便血逐渐消失,同时肛门不适症状较前缓解,遂办理出院。但1个月后患者再次出现便血,为大量喷射状鲜血,遂予以吻合器痔上黏膜环切术,术后患者恢复良好。

通过以上病例的分享,相信您对痔有了大概的了解,下面我们将系统全面地阐述痔的相关内容,希望给您带来更多的帮助。

第一节　痔的简介

一、什么是痔

痔,又称为痔疮(hemorrhoid),是临床上一种最常见的肛门疾病。英国人 Thomson 在 1975 年提出了痔的近代概念:痔是直肠下端的肛垫出现了病理性肥大。根据发生部位的不同,痔可分为内痔(internal hemorrhoid)、外痔(external hemorrhoid)和混合痔(mixed hemorrhoid)。目前认为内痔是肛垫(肛管血管垫)的支持结构、血管丛及动静脉吻合支发生的病理性改变或移位;外痔是齿状线远侧皮下血管丛的病理性扩张或血栓形成;混合痔是内痔和外痔混合体(图 7-1)。

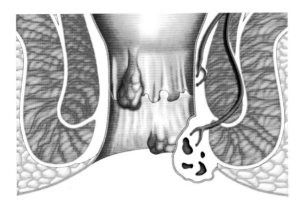

图7-1　痔的示意图

二、痔的患病情况

2015 年,由中华中医药学会肛肠分会牵头进行了一项覆盖全国 31 个省、自治区、直辖市的中国肛肠疾病流行病学调查,结果显示,我国 18 周岁以上(含)城乡居民肛肠疾病患病率高达 51.14%,其中痔为最常见的肛肠疾病,患病率为 50.28%,而痔的患者数则占所有患肛肠疾病患者的 98.09%,其中内痔占痔患者的 59.86%,99.47% 的内痔为Ⅰ~Ⅱ度。而且,痔在各个年龄段都有可能发病。中国有句俗语"十男九痔""十女十痔",虽然有些夸张,但是从侧面说明了痔是一种十分常见的疾病。

三、痔的发病机制

我们可以将痔理解为人体直肠末端黏膜下和肛管皮肤下静脉丛发生扩张所形成的柔软静脉团,可能包含微小动静脉的吻合,结缔组织、神经组织等海绵样的正常组织结构。也许有人会提出疑问,为什么猫、狗这些动物不会得痔疮? 人类在直立起来行走(图 7-2)以后,直肠中的静脉并没有类似静脉瓣膜的结构,这就很容易在血液流动的时候,因为重力的原因,造成血液反流,而这种情况形成,就容易引发血液淤积,这时候会形成直肠静脉曲张、发炎,这就是常说的痔疮,而那些四脚着地的哺乳动物因为它们的脊柱跟地面平行,就很少出现类似的情况。

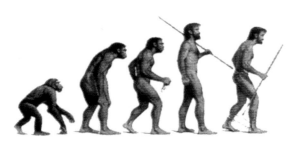

图7-2 人类进化直立行走

但从医学上讲,痔的具体发病机制尚未完全明确,可能与多种因素有关,目前主要有以下学说。

(一)静脉曲张学说

静脉丛是形成肛垫的主要结构,痔的形成与静脉丛的病理性扩张、血栓形成有必然的联系。从解剖学上来看,门静脉系统及其分支直肠静脉都无静脉瓣;直肠上下静脉丛管壁薄、位置浅;末端直肠黏膜下组织松弛,这些因素都容易导致血液淤滞和静脉扩张。此外,由于直肠肛管位于腹腔最下部,多种因素,如长期的坐立、便秘、妊娠、前列腺肥大、盆腔巨大肿瘤等,均可引起直肠静脉回流受阻。目前该学说颇有争议。

(二)肛垫下移学说

肛垫起闭合肛管、节制排便作用。正常情况下,肛垫疏松地附着在肛管肌壁上;排便时受到向下的压力被推向下,排便后借助自身的收缩作用,缩回肛管内。弹性回缩能力减弱后,肛垫则充血、下移形成痔。目前西医主流较多支持肛垫下移学说。

第二节　痔的解剖结构与分类

一、痔的解剖结构

（一）肛管

通常,临床上认为肛管是肠道的末端,始于肛管直肠交界(肛提肌上缘),止于肛缘,长约4 cm。这个定义与解剖学上的定义有所区别,解剖学上认为肛管是肠道的一部分,且始于齿状线,止于肛缘。肛管周围被强韧的肌肉所围绕,由于肌肉群的持续性收缩,使得肛管在外形上呈现为前后方向的缝状结构。直肠肛管周围的肌肉组织可以看成是两个管状结构,外管包绕内管。内管是平滑肌组织,由内脏自主神经支配;外管呈漏斗形,由骨骼肌组织组成,躯体神经支配。肛管后方与周围肌肉和尾骨连接紧密;肛管两侧为坐骨肛管间隙和直肠下血管和神经;男性肛管前方为尿道,女性肛管前方为会阴体和阴道后壁的最下段。由于肛管的控便机制以及其与多种疾病有关,所以其至关重要(图7-3)。

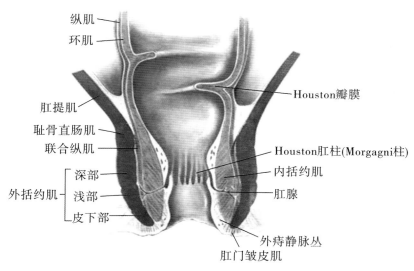

图 7-3　肛管解剖结构示意图

（二）齿状线、肛柱、肛隐窝

肛管内壁在不同水平面由不同类型的上皮组织覆盖。约在肛管的中段，有一条波浪形的分界线，称为齿状线，距离肛缘约 2 cm。由于直肠缩窄移行为肛管，所以齿状线以上的组织形成褶皱。这些褶皱形成纵向的柱状结构，有 6～14 个，称为肛柱。两个相邻的肛柱底部连接处形成囊袋样结构，称为肛隐窝。这些隐窝结构具有重要的外科临床意义，因为异物有可能会嵌顿在隐窝中，堵塞肛门腺体的导管，导致肛周感染。上段肛管黏膜被覆柱状上皮，齿状线以下肛管被覆鳞状上皮。然而这并不是绝对的。齿状线以上 6～12 mm，有一片由柱状上皮逐渐过渡为鳞状上皮的区域，存在柱状上皮、鳞状上皮和移行上皮，这一区域称为肛管移行区，组织学类型多变。齿状线上方上皮组织由内脏神经支配，齿状线以下内皮组织则由躯体神经支配（图 7-4）。

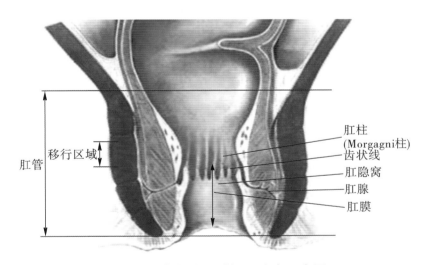

图 7-4　齿状线、肛柱、肛隐窝示意图

二、痔的分类

痔根据生长的位置分为内痔、外痔和混合痔（图7-5）。

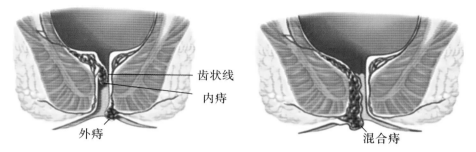

齿状线
内痔
外痔
混合痔

图7-5　痔的分类示意图

内痔：位于齿状线上方（齿状线位于肛管皮肤和直肠黏膜连接处，为一条锯齿状可见线），表面有黏膜覆盖。

外痔：位于齿状线下方，表面有皮肤覆盖。

混合痔：内外痔同时存在，并且连接在一起。

第三节　痔的临床症状

痔的患者可以通过哪些表现推断自己是否患有痔呢？其实大约40%的痔是没有症状的，基于上文中对痔的介绍，也可以理解为痔早期往往没有症状，随着疾病的逐渐进展和诱发因素的不断刺激，痔的患者常表现为出血、肿胀、脱垂、疼痛、瘙痒和肛门不适等，这些症状可以单独偶尔发生，也可能反复出现，严重者会明显影响患者的生活质量，此外，反复出血可导致继发性贫血，痔还存在引起大出血的可能。

一、内痔的临床症状

（一）常见症状

主要表现为出血和痔赘脱出，间断性便后鲜血最为常见，一般无疼痛。出血一般为鲜红色血液，在排便结束时常覆盖在大便表面，有时会成滴滴下。严重者可表现为喷射状出血。部分患者因慢性失血，会出现贫血相关症状，如头晕、乏力、面色苍白等。体积小的内痔短期内不会明显变大；大的内痔可能从肛门脱出，严重的需要在排便后将其从肛门手动推回复位；有的痔赘从肛门脱出没有及时回缩而卡顿住，则痔的血液供应中断，称为"绞窄性痔"，引起组织坏死甚至感染，伴剧烈疼痛。

（二）内痔的分度

根据内痔的临床表现进行以下分度（表7-1）。

表7-1　内痔的分度

分度	常见临床表现
Ⅰ	排便时带血；滴血或喷射状出血，排便后出血可自行停止；无痔脱出
Ⅱ	常有便血；排便时有痔脱出，排便后可自行还纳
Ⅲ	偶有便血；需用手还纳；排粪或久站、咳嗽、劳累、负重时有痔脱出，需用手还纳
Ⅳ	偶有便血；痔持续脱出或还纳后易脱出，偶伴有感染、水肿、糜烂、坏死和剧烈疼痛

二、外痔的临床症状

主要表现是肛门不适、持续潮湿不洁，有时瘙痒，痔赘外露。如果伴有炎症，则肛周疼痛明显。有时血液淤积在皮下，形成疼痛的肿块，称为"血栓痔"或"凝血痔"，这类痔极易出血且伴有剧痛。

三、混合痔的临床症状

内痔和外痔表现同时存在。内痔发展到Ⅲ度以上时多为混合痔。混合痔逐渐加重，呈环状脱出肛门外，称为"环状痔"。脱出痔赘如果不能及时还原到肛门内，则可致"绞窄性痔"或"嵌顿性痔"，可能出现水肿、淤血，甚至坏死，此时经常伴有剧痛。

四、其他临床症状

除了上述因痔直接引起的症状外,还可能伴有肛周皮肤刺激、瘙痒、不适感、肛周胀满感和轻度大便失禁。皮肤刺激和瘙痒由痔的黏液性分泌物引起;不适感、肛周胀满感和大便失禁由肛管的痔膨出引起,并且在排便后可能仍有便意。

第四节　痔的治疗

一、痔的治疗原则

临床依据痔的诊断结果,对不同类型的痔给出了不同治疗方案,但无论是哪种类型的痔,均首先提倡保守治疗和生活习惯的纠正改善。痔的治疗原则须把握以下几点。

1. 没有症状的痔不需要药物或者手术治疗,建议注意改善生活习惯。

2. 有症状的痔的治疗目的在于减轻、消除症状,并非予以根治。

3. 痔的治疗以保守治疗为主,绞窄性痔、嵌顿性痔发生坏死时、Ⅱ度以上内痔、混合痔可考虑手术治疗。

二、痔的一般治疗

(一)改善生活方式与习惯

改善生活方式、饮食习惯,保持大便通畅,养成良好的排便习惯,对于痔的防治有着极其重要的作用。吸烟、饮酒、食用辛辣食物、久坐、久站、久行等行为均可以增加痔的发病风险,同时排便时间过长、次数过多、便秘、腹泻也是痔的危险因素。良好健康的生活习惯、摄取足够的液体和膳食纤维对于痔的预防和一般治疗至关重要。

(二)温水坐浴

温水坐浴是用于治疗肛门疾病的传统疗法,通常认为可改善局部血液循环,临床医师常将其与中药熏蒸结合用于痔的治疗。但是目前尚无充分的循证医学证据证明最佳的坐浴温度、时间和坐浴方式,需要注意的是,坐浴不当有可能引起疱疹传播、母婴链球菌暴发和皮肤灼伤等并发症。

三、痣的药物治疗

(一)缓泻剂

缓泻剂能缓解痔患者的相关症状,减少出血的风险。常用的缓泻剂主要包括以下4种类型。

1.口服纤维类缓泻剂　高纤维饮食或膨化剂,如小麦纤维素颗粒、卵叶车前子、车前草。

2.刺激性缓泻剂　如番泻叶和比沙可啶。

3.粪便软化剂　如液体石蜡、种籽油。

4.渗透剂　如乳果糖、氢氧化镁、山梨醇等。

(二)静脉活性药物

静脉活性药物是一类异质性药物,由植物提取物或合成化合物组成,可通过改善静脉张力,稳定毛细血管通透性并增加淋巴引流缓解急性和慢性痔病症状。常用的静脉活性药包括柑橘黄酮片(micronized purified flavo-noid fraction, MPFF)、地奥司明、羟苯磺酸钙、O-(β-羟乙基)-芸香苷和碧萝芷等,其中MPFF的作用机制确切,临床研究充分,是最具代表性的药物,国内指南推荐MPFF作为主要药物用于治疗Ⅰ~Ⅳ度的痔患者。

(三)镇痛药物

主要为非甾体抗炎药,该类药物主要通过抑制前列腺素介导的化学或机械感受器增敏,从而起到镇痛作用,其特点是起效快、无麻醉性、不产生药物依赖,但可能引起严重胃肠道、肾脏以及心血管不良事件,因此临床上一般将其用于痔患者的术后镇痛。

(四)局部外用药物

局部外用药物包括栓剂、软膏和洗剂。软膏常用于齿状线以下的病灶,而栓剂则用于齿状线以上的病灶。痔局部外用药物西药中常含有麻醉镇痛成分,如丁卡因及利多卡因;或含激素类成分,如可的松,不建议长期使用。国内大多使用中成药局部外用药物,常含有熊胆粉、冰片、人工牛黄、角菜酸酯等成分,大多发挥清热解毒、消肿镇痛、止血收敛的作用,常见的有马应龙痔疮膏、复方角菜酸酯制剂等。

(五)传统中药

常用的中药有地榆、地黄、槐角、当归、黄芩、侧柏叶等。这些中药可减轻痔的部分症状,但临床中已不常使用。

四、器械治疗

(一)磁疗

磁疗在各种常见病、多发病中均有良好的应用效果,随着科学技术的进步,磁疗的治疗范围也在不断拓展。近年来,磁疗也被临床医师推荐用于缓解痔急性发作期症状或痔术后水肿、疼痛等症状的治疗,其原理是磁疗棒在肛管内产生的横向、竖向磁场能改善血液微循环障碍,纠正组织缺血、缺氧,促进渗出物吸收,消除炎症。

(二)胶圈套扎法

应用橡胶圈对内痔进行弹性结扎的一种方法,其原理是通过器械将小型胶圈套扎在内痔的基底部,通常位于齿状线上方的不敏感区域,利用胶圈持续的弹性束扎力来阻断内痔的血液供给,造成组织缺血坏死、粘连和残存黏膜的脱落,坏死的组织通常会在术后 7~10 天内脱落(图 7-6)。胶圈套扎法适用于对于保守治疗无效的Ⅰ~Ⅲ度内痔患者和不愿意接受手术治疗或存在手术禁忌证的Ⅳ度内痔患者,其优势在于简便易行,经济廉价,可重复套扎,但较容易出现复发和肛周疼痛。

(三)注射疗法

注射疗法即为注射硬化剂,基本原理是通过肛门镜或其他器械将药物注射到痔组织内及周围组织中,产生无菌性炎症反应,从而诱发痔血管闭塞、组织纤维化而使痔组织萎缩、出血停止等(图 7-7),其作用机制根据注射药物的不同而有所区别。用于注射的硬化剂有很多，常用的有5％鱼肝油酸钠、消痔灵、芍倍、15％氯化钠溶液、50％葡萄糖溶液、5％石碳酸植物油等，忌用腐蚀性药物。注射疗法可适用于Ⅰ～Ⅲ度出血性内痔的患者，目前应用较多的为消痔灵、芍倍。

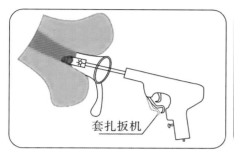
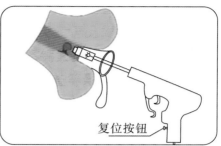

图7-6　胶圈套扎法示意图

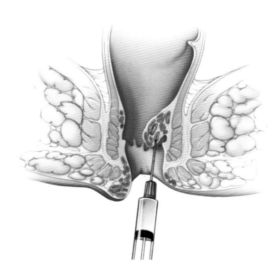

图7-7　注射疗法示意图

(四)红外线凝固疗法

通过红外线照射，使痔组织发生纤维增生、硬化萎缩。适用于Ⅰ～Ⅱ度内痔患者，但复发率高，目前临床上已较少应用。

四、内镜治疗

随着内镜微创技术的发展,胃肠道疾病的内镜下微创治疗越来越受到医师和患者的欢迎,痔作为肛周最常见的疾病,内镜下的套扎、硬化治疗是目前受到推崇的治疗方式,较传统的套扎、硬化治疗,消化内窥镜进一步将治疗微创化,能够较好保持肛门结构和功能的完整性。

(一)适应证

内镜下硬化治疗和套扎治疗的适应证几乎相同。

1. Ⅰ~Ⅲ度内痔伴有内痔相关症状。

2. Ⅰ~Ⅲ度内痔经饮食及药物等保守治疗无效。

3. 内痔手术后复发,肛门反复手术后不能再次手术。

4. 高龄、高血压、糖尿病和严重的系统性疾病,不能耐受外科手术。

5. 不愿接受外科手术。

上述情况若无禁忌证,均可积极尝试内镜下治疗。

(二)透明帽辅助内镜下硬化术

透明帽辅助内镜下硬化术(cap-assisted endoscopic sclerotherapy, CAES)是一种利用透明帽辅助内镜治疗内痔、直肠黏膜脱垂等病变的新型内镜下微创治疗手段。原理与上述注射疗法类似,常用的硬化剂为聚桂醇注射液,其特点是:内镜手术视野非常清楚,借助消化内窥镜优势也可以翻转操作,可使用专用长针,硬化剂可以精准注射,无痛苦,安全(图7-8、图7-9)。上海交通大学附属新华医院徐雷鸣教授创新提出了泡沫硬化剂的使用方法,即通过1%聚桂醇与气体混合,比例为1:4,制备泡沫硬化剂予以注射,取得了更好的治疗效果,并降低了治疗风险。

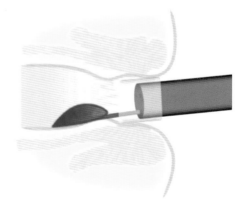

图7-8　透明帽辅助内镜下硬化术示意图

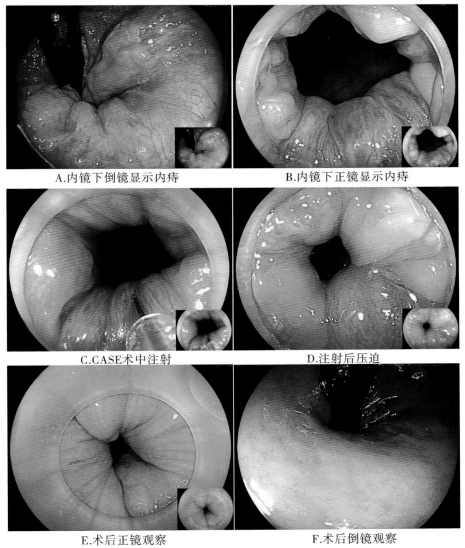

A.内镜下倒镜显示内痔　　　　　　　　B.内镜下正镜显示内痔

C.CASE术中注射　　　　　　　　　　D.注射后压迫

E.术后正镜观察　　　　　　　　　　F.术后倒镜观察

图7-9　CAES手术操作步骤

(三)内镜下套扎治疗

　　内镜下套扎治疗是一种利用多环套扎器通过消化内窥镜压迫、阻断血管,使得痔核缺血坏死,从而脱落,一般情况下也可使用单环套扎器(图7-10)。其原理与传统胶圈套扎类似,但内镜下套扎治疗具有视野良好,操作灵活,定位准确,对周围组织结构无损害,患者术后疼痛少的优势。有研究结果显示,对于Ⅲ度内痔尤其是脱垂严重者镜下套扎治疗的效果优于硬化治疗。我国相关指南推荐,内痔脱垂可以采用痔上黏膜套扎改善相关症状,脱垂严重的内痔患者,在行痔上套扎后依然可以对痔核进行套扎或硬化。

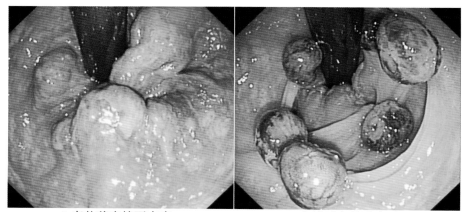

A.套扎前内镜下内痔　　　　　　　　　B.内镜下套扎治疗后

图 7-10　内镜下套扎治疗手术步骤

五、外科手术治疗

(一)痔单纯切除术

传统的痔切除方法,采用的主要是外剥内扎术。鉴于对手术创面处理的不同,存在开放式和闭合式两种手术类型。其最具代表性的术式为 Milligan-Morgan 手术(创面开放式)和 Ferguson 手术(创面闭合式)。目前国内外开展的各种痔切除术大多基于上述术式的演变。尽管痔切除术存在一些缺点,如术后疼痛、恢复期较长、肛门自制功能及肛管精细感觉受到一定影响,但该方法治疗效果明确,成功率较高,仍然是Ⅲ~Ⅳ度内痔、外痔或合并有脱垂混合痔患者的首选手术疗法。

(二)吻合器痔切除术

吻合器痔切除术也称吻合器痔上黏膜环切术,是一种运用吻合器治疗环状脱垂痔的技术。强生医疗器材有限公司爱惜康内镜外科部与意大利学者 Dr. Antonio Longo 合作,于 1998 年成功研制了一种专门用于治疗Ⅱ~Ⅳ度痔,不破坏肛垫正常生理功能且显著缩短手术时间并极大减轻术后疼痛的痔吻合器,它通过对直肠黏膜及黏膜下层组织进行环形切除(图7-11),可以有效治疗重度脱垂内痔,具有术后见效快、恢复快、无痛苦等特点,但价格相对昂贵。

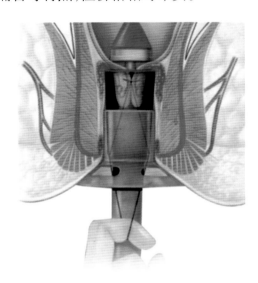

图7-11 吻合器痔切除手术示意图

第五节 痔的预防

虽然痔的发病率高,但若能针对病因进行积极的预防,完全可以减轻痔所带来的困扰,根据前文讲述的治疗原则,大多可以避免医疗干预。建议可以采取以下方法。

1. 积极参加各项体育锻炼,增强全身体质,并保持乐观的情绪。

2. 多食蔬菜、水果。大便时避免看书看报、玩手机,不要久蹲不起或过分用力。晨起喝一杯白开水有助于防止便秘。

3. 避免久坐、久站、久行,积极治疗相关基础疾病,如糖尿病等。

4. 及时治疗肠道和肛门周围的炎症。避免大量饮酒,避免进食辣椒等辛辣刺激性食物,适当温水坐浴,勤换内裤。

5. 积极进行肛门保健和自我按摩。便后可清洗一次肛门,然后用右手示指尖压在肛门缘处,轻轻推肛门向上,同时收缩肛门,然后放松,可重复 30 次左右。睡前可以两膝跪在床上,两肘着床,头低垂,腰部下弯,臀部稍高,挺身收腹深吸气,同时有力地收缩肛门,然后放松,可重复 30 次,能有效地疏散局部充血,尤其适用于年老体弱、久病者。也可每日进行 30 分钟左右的提肛运动或直接用示指按揉肛门。

需要指出的是,虽然目前互联网、自媒体、短视频科普内容的推送越来越普遍,如果怀疑自己患有痔,更不应该盲目判断、偏听偏信,一定要前往正规医院接受诊疗,接受医师的全面问诊、查体及相关辅助检查,如肛门指检、粪便隐血和结肠镜检查,避免误诊、漏诊的发生。

(边绪强)

第八章 消化道肿瘤

病例解析

主要症状 间断胸骨后不适 1 个月。

病史 患者,男性,56 岁。无消化道肿瘤家族史。平素身体健康,无基础疾病。无吸烟、饮酒等嗜好,饮食规律。1 个月前无明显诱因出现胸骨后不适,间断出现,可自行缓解,与进食、体位、活动无关。无胸痛、吞咽困难、反酸、烧心、呕吐等症状。行胃镜检查发现早期食管癌。

临床检查 患者一般情况好,临床体检未见异常。

辅助检查 胃镜:食管距门齿 30 cm 处可见片状食管黏膜粗糙,表面充血、无苔。病理:食管黏膜高级别上皮内瘤变。

诊断 早期食管癌。

诊治经过 患者入院后行血常规、血生化、血凝、胸部 CT 等术前检查检验均无异常发现,即行内镜黏膜下剥离术(ESD),术后病理符合诊断。术后 3 天出院。

随访 已随访 3 年,患者恢复良好,无复发。

病例解析

主要症状 反酸、烧心 1 个月。

病史 患者,男性,59 岁。无消化道肿瘤家族史。无基础疾病。平素身体健康,有长期喝浓茶、咖啡的习惯。患者 1 个月前出现反酸、烧心,无吞咽困难、胸痛、呕血等症状。行胃镜检查提示食管癌。遂来我院。

临床检查 患者一般情况好,临床体检未见异常。

辅助检查 胃镜检查：食管距门齿 33 cm 处可见一大小约 1.5 cm×1.5 cm 菜花样黏膜隆起，表面糜烂，取材病理检查提示食管鳞状细胞癌。

诊断 食管鳞状细胞癌（T2N0M0）。

诊治经过 入院后行血常规、血生化、血凝、胸部 CT 等术前检查检验评估，未发现转移，即行食管癌根治术。术后诊断同术前。患者术后 1 个月出院。

随访 随访 6 个月，患者目前恢复良好，未见复发。

病例解析

主要症状 吞咽困难 5 个月，间断咯血 1 个月。

病史 患者，男性，52 岁。父亲因"食管癌"去世，患者常吃咸菜、腊肉等腌制食物，喜烫食，长期抽烟，15～20 支/天。从未行胃镜检查及其他体检。患者 5 个月前发现进食固体食物有哽噎感，需喝水辅助，症状进行性加重，出现吞咽困难，进食后呕吐，呕吐物量与进食量相当，呕吐物偶带有鲜血，伴有胸骨后胀痛不适、咳嗽。自行口服"奥美拉唑胶囊"治疗，症状未见好转。1 个月前出现咯血，咯鲜血 3 次，每次约 30 mL。体重下降约 10 kg。在当地医院行胃镜检查考虑食管癌。

临床检查 神志清，精神差，贫血貌，呼吸音粗，左锁骨下可扪及 3 枚大小约 1.5 cm×1.5 cm 淋巴结。

实验室检查 血红蛋白 75 g/L。

辅助检查 胃镜检查：食管距门齿 28 cm 可见一巨大肿块，表面糜烂，覆白苔及污物，组织脆，易出血，病变致食管管腔狭窄，内镜无法通过，取材病理检查提示食管鳞状细胞癌。胸腹部 CT 提示食管癌并双肺转移、颈部淋巴结转移。

诊断 食管鳞状细胞癌（T4N2M1）。

诊疗经过 患者无手术指征，给予化疗 3 个周期后因"肺功能衰竭"死亡。

以上 3 个病例为同一疾病的不同时期，患者的自觉症状、治疗方法及预后却截然不同。食管癌在早期没有典型的临床症状,一般都是在胃镜体检时发现。因此得不到人们的重视,大多数患者都是在出现吞咽困难、胸痛甚至病灶转移到其他脏器出现相关临床症状后就诊,此时肿瘤往往已经到中晚期。其实消化道肿瘤非常常见,但是如果做到"早发现、早诊断、早治疗",肿瘤其实没有那么可怕。下面我们详细谈谈消化道肿瘤。

第一节　消化道肿瘤的种类

一、消化道肿瘤发生部位

消化道肿瘤,顾名思义,是指发生在消化道(图 8-1)各个部位的良恶性肿瘤的总称。根据肿瘤发生部位的不同,可以简单分为口咽部肿瘤、食管肿瘤、胃部肿瘤、小肠肿瘤以及大肠肿瘤。

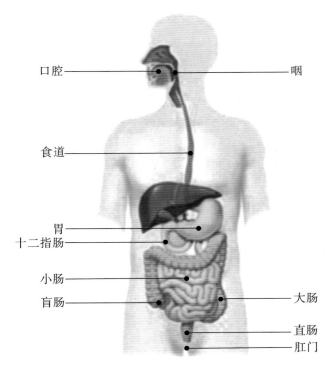

图 8-1　消化道结构

二、消化道常见肿瘤

(一)食管常见肿瘤

食管良性肿瘤发病率较低,在食管肿瘤中占比约1%。发生在食管的良性肿瘤有乳头状瘤(图8-2)、平滑肌瘤、脂肪瘤、食管息肉等。

食管常见恶性肿瘤有食管癌(图8-3)、淋巴瘤、食管黑色素瘤。

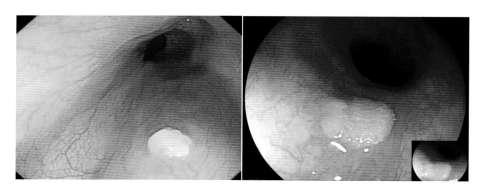

图8-2　食管乳头状瘤消化内镜图片

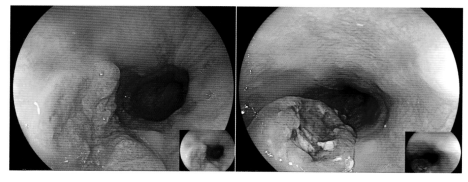

图8-3　食管癌消化内镜图片

(二)胃常见肿瘤

胃常见的良性肿瘤有胃息肉(图8-4)、胃腺肌瘤、平滑肌瘤、神经纤维瘤、神经鞘瘤、血管瘤、脂肪瘤等。

胃恶性肿瘤有胃癌(图8-5)、胃黏膜相关淋巴组织淋巴瘤等。

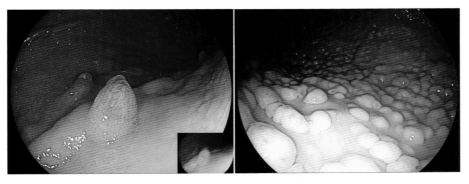

图 8-4　胃多发息肉消化内镜图片

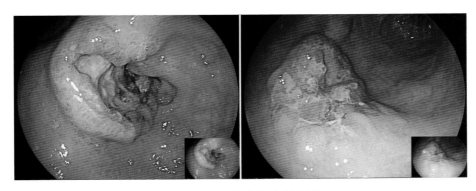

图 8-5　胃癌消化内镜图片

胃部介于良恶性之间的肿瘤有间质瘤、神经内分泌肿瘤（图 8-6）等。

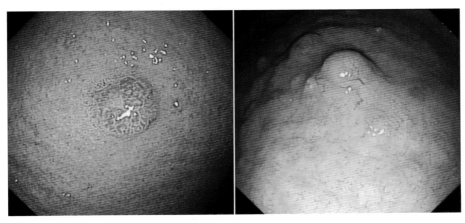

图 8-6　胃神经内分泌肿瘤消化内镜图片

（三）小肠常见肿瘤

小肠的良性肿瘤好发部位依次为空肠、回肠、十二指肠，多数为腺瘤，还有平滑肌瘤、脂肪瘤、血管瘤、淋巴血管瘤、神经纤维瘤和神经鞘瘤等。

发生在小肠的恶性肿瘤较少见，占消化道肿瘤的 2%~3%，包括腺癌、平滑肌肉瘤等。

此外，间质瘤介于良、恶性肿瘤之间，好发于小肠。

（四）大肠常见肿瘤

大肠常见良性肿瘤有各种病理类型的大肠息肉（图 8-7）、平滑肌瘤、纤维瘤、血管瘤和脂肪瘤等。

结直肠恶性肿瘤有大肠癌（图 8-8）、淋巴瘤等。

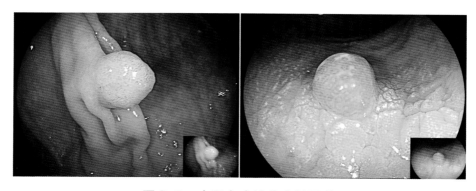

图 8-7　大肠息肉消化内镜图片

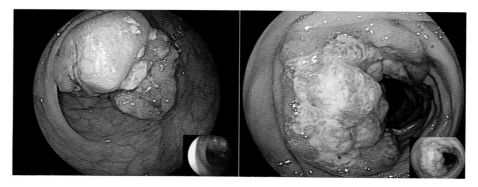

图 8-8　大肠癌消化内镜图片

三、一些介于良、恶性之间的肿瘤

除了以上常见的消化道良、恶性肿瘤，还有一类发病率较低、生物学特点介于良、恶性之间的肿瘤——神经内分泌肿瘤。早期，人们发现神经内分泌肿瘤具有一定的分泌功能，但是恶性程度低于癌症，因此将其称为"类癌"。神经内分泌肿瘤好发于胃肠道及胰腺，近年来人们发现该肿瘤具有恶性潜能，并常常发生转移。神经内分泌肿瘤根据有无症状可分为有功能型和无功能型，但是其临床症状缺乏特异性，且多数患者并无明显症状，就诊时往往已经是晚期，甚至出现转移。苹果公司创始人乔布斯就因胰腺神经内分泌肿瘤去世。

胃肠道间质瘤是胃肠道最常见的间叶源性肿瘤，生物学行为具有多样性，良性至恶性不等，好发于胃和小肠。胃肠间质瘤的临床表现缺乏特异性，取决于肿瘤的大小、部位以及生长方式等，多表现为出血、消化不良和腹部包块等，还有部分人群在体检中偶然发现。

四、胃肠息肉算不算肿瘤

此外，很多人做胃肠镜检查时会发现息肉，病理诊断提示增生性、炎性或腺瘤性息肉等。多数人看到带有"瘤"字则会联想到恶性肿瘤，那息肉到底是不是肿瘤呢？

其实胃肠道的息肉大多是良性的，其治疗原则需要根据临床症状、发生部位及病理类型来决定。对于引起症状的息肉，建议及时在内镜下切除以缓解症状；对于没有引起症状的息肉，则需要根据其发生部位、形态以及病理类型来选择治疗方法。发生在胃内的增生性、炎症性息肉，其恶性程度低，可以选择定期复查、长期随访等方式；若增生性息肉直径>1 cm、有蒂时，则恶变风险增加，建议尽早切除。而对于腺瘤性息肉，其具有一定恶变的可能，则建议尽早切除，并定期复查和随访。在肠道内，除了高度确认直肠和乙状结肠部位的增生性小息肉（直径≤5 mm）外，其余所见息肉建议无论大小，发现后尽早切除。

第二节　消化道肿瘤的症状

一、消化道各部位肿瘤常见症状

如果得了消化道肿瘤,会有哪些症状呢? 消化道良性肿瘤进展缓慢,多数无症状或者肿瘤本身压迫引起相关症状。而消化道恶性肿瘤在早期也往往没有症状,多为体检时发现。在这里,主要向大家介绍消化道恶性肿瘤较为常见的临床表现。

(一)食管肿瘤常见症状

食管肿瘤多表现为吞咽伴有哽噎感、食管内异物感、吞咽疼痛、胸骨后烧灼感、持续性胸痛或背痛、体重下降明显等。

(二)胃肿瘤常见症状

胃部恶性肿瘤常见表现有消化不良、反酸、嗳气、消瘦、腹部肿块、发热、贫血、黑便、乏力等,当胃远端肿瘤引起梗阻时,还会出现频繁呕吐、呕吐物为隔夜宿食等症状。

(三)小肠肿瘤常见症状

小肠肿瘤可表现为腹部包块、腹痛、便血、呕吐、便秘、发热、贫血、消瘦等,位于十二指肠的肿瘤还可表现为黄疸。

(四)大肠肿瘤常见症状

大肠肿瘤表现为大便性状或排便规律发生改变、排便不畅、便秘、腹部包块、腹痛、腹泻、便血等。

二、症状与肿瘤的关系

通过对以上消化道肿瘤常见症状的了解,有人可能会对号入座,觉得自己平时或多或少出现过以上症状,那是不是说明可能得了消化道恶性肿瘤呢? 其实不必过于紧张,因为消化道肿瘤的临床症状缺乏特异性,且与多数消化道良性疾病,甚至是没有器质性病变的功能性疾病重合度很高。例如,反酸、烧心是胃食管反流病的典型症状,腹痛、腹胀、便秘也是胃肠道功能性疾病的常见表现。

三、警惕消化道肿瘤报警症状

在确诊消化道恶性肿瘤的患者中,大多数是有"报警症状"的。因此,在平时生活中,可以关注以下几个消化道肿瘤的报警症状,做到及时就医:①难以愈合的口腔溃疡;②不明原因的声音嘶哑;③反复发作的吞咽困难、吞咽痛;④呕血、便血或黑便;⑤反复呕吐隔夜宿食;⑥无法解释的大便性状改变;⑦不明原因的食欲减退;⑧不明原因的体重下降;⑨简单药物难以缓解的腹痛或者腹部不适等。

四、出现相关症状该去哪个科室看病

去医院就诊时,由于消化道涉及器官多、范围广,如何快速定位就诊科室也成了一个难题。就诊前,可以根据自己的症状对应表8-1,到相应科室就诊,做到有的放矢。

表8-1　消化道常见症状以及就诊科室

病变部位	常见症状	就诊科室
食管	吞咽哽噎感、吞咽困难、吞咽痛;食管内异物感、胸骨后烧灼感、持续性胸痛或背痛	耳鼻喉科、消化内科、胸外科
胃	呕血、黑便;腹痛或腹部不适;食欲减退;呕吐隔夜宿食等	消化内科、胃肠外科
小肠	腹痛、腹胀、便血、黑便、腹部包块、呕吐隔夜宿食、黄疸等	消化内科、胃肠外科
大肠	大便性状或排便规律发生改变、排便不畅、便秘、腹痛、腹泻、腹部包块、便血等	消化内科、胃肠外科、肛肠科

第八章　消化道肿瘤

五、体检对发现消化道肿瘤的帮助

由于多数消化道肿瘤症状缺乏特异性，而且出现相关症状再去就诊时往往已经处于肿瘤晚期，错失了最佳治疗时机。因此，一定要提高自身的健康意识，平时定期进行健康体检，出现症状时要及时就医，做到早发现、早治疗，才能在防治肿瘤这场健康保卫战中处于主动。

拿到体检报告后，大家对于一些检查结果也会有疑惑，哪些结果说明得了消化道肿瘤呢？肿瘤标志物升高就意味着一定得了消化道肿瘤吗？首先需要明确，一般情况下病理学诊断才是明确诊断肿瘤的金标准。其余的检查和化验均为辅助，临床上应该综合各项结果，才能对肿瘤进行准确全面的诊断和评估。

血、尿、便常规是体检中必不可少的项目，贫血虽然是消化道肿瘤的表现之一，但是还有很多其他症状会引起贫血，例如严重营养不良、失血过多、造血系统功能低下等；大便隐血或者红细胞阳性则提示有消化道出血，常见疾病有消化道溃疡、消化道憩室、炎症性肠病等。

消化道常见的肿瘤标志物主要有 CEA、CA19-9、甲胎蛋白、血清胃泌素、胃蛋白酶原 I 和 II 等，需要注意的是这些指标并不能单独预测某个部位的肿瘤，且在炎症、萎缩性胃炎等一些良性疾病时也会升高，因此仅对消化道肿瘤起一定提示作用，临床上还需要结合病史、症状体征以及其他检查结果综合判断。

第三节　重视消化道早癌的发现

消化道早癌是指恶性肿瘤局限于黏膜及黏膜下层，不同于进展期肿瘤，早癌侵犯深度浅，很少伴有淋巴结及远处脏器的转移。我国大肠癌 5 年生存率不到 50%，食管癌与胃癌则更低，为 20%~30%。但是消化道任何部位的早癌，如果及时治疗，患者 5 年生存率均在 90%以上，有些报道更是到达了 95%以上，几乎都可以治愈，因此发现消化道早癌的意义不言而喻。"发现一个早癌，拯救一个家庭"这个说法一点不为过。

一、传说中的消化道早癌长什么样子

消化道早癌由于处于肿瘤早期，一些细微的变化很难通过肉眼识别，因此在内镜下与周围正常组织区别具有一定难度。图8-9～图8-11是消化道各个部位早癌的内镜下表现。现在的内镜医生拥有很多利器，比如窄带成像内镜可以使胃肠道黏膜的早期病变更明显（图8-9B），对于食管病变，碘染色可以使食管早癌的边界更加清晰，中央粉色的部分就是食管早癌病变（图8-9C）。

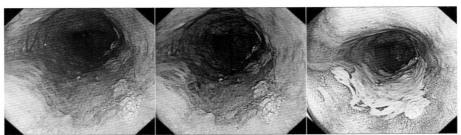

A.白光内镜下食管早癌　　B.窄带成像内镜下食管早癌　　C.碘染色后食管早癌

图8-9　食管早癌消化内镜图片

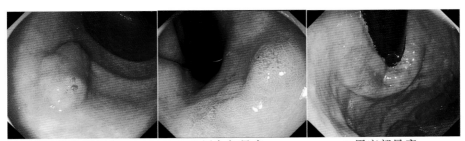

A.胃窦部早癌　　　　　　B.胃角部早癌　　　　　　C.胃底部早癌

图8-10　胃早癌消化内镜图片

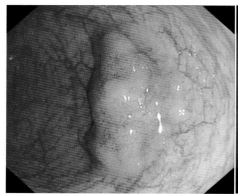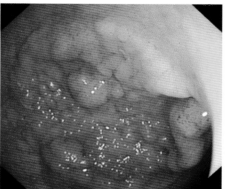

图 8-11　大肠早癌消化内镜图片

二、如何才能发现消化道早癌

消化道早癌患者很少表现出明显症状,几乎所有的消化道早癌都是通过常规体检时发现的。而且消化道早癌在内镜下和正常黏膜组织看上去并没有很大的差异,因此成功地发现早癌对内镜医生的要求极高。实事求是地讲,前些年我国大部分内镜医生尚缺乏对于早癌的诊断经验。2005 年,我国胃早癌的早期诊断率为 15%,而同期在日本与韩国,该数据分别是 70% 和 55%。近些年来,国内各类医疗机构都重视了内镜检查质量,尤其是消化道早癌的发现,消化道早癌的诊断率在一些大型医院已经可以达到 40%,较前有了显著的提高。

不断推陈出新的内镜检查手段也是提高早癌检出率的重要原因。各种新型内镜提供了不同的光学染色模式来辅助医生更好地发现消化道早癌。此外,还有放大内镜、超声内镜等多种手段均助力提高消化道早癌的检出。

三、如何治疗消化道早癌

内镜治疗是消化道早癌治疗的首选,既创伤小又能达到根除肿瘤的目的。消化道管壁虽然很薄,但是由内而外包含了很多层结构。在内镜下,医生可以仅仅将早癌侵犯的黏膜层及黏膜下层完整、干净地切除掉,而不损伤消化道管壁的其他结构。由于肌层得以完整保留,内镜手术几乎不影响原有结构的完整性及生理功能,显著缩短了患者术后的恢复时间,并提高了患者的生活质量。由于不需要外科手术开刀,内镜治疗还极大地降低了患者的治疗费用。

极个别患者可能会出现早癌在整个消化道管壁环一圈生长,此时内镜治疗后由于瘢痕的收缩,可能会出现管腔狭窄,影响正常的进食。虽然这种情况较少见,但是内镜医生也根据临床经验制定了有效的预防措施来尽可能避免这种情况的发生。还有些早癌侵犯深度超出了内镜治疗的规定要求,这就意味着出现淋巴结或脉管转移的风险较大,医生也会根据具体情况建议补充外科手术或放化疗,最大限度为患者争取根治的可能。

第四节　消化道肿瘤的治疗与预防

一、哪些人容易得消化道肿瘤

大家可能会疑惑,消化道肿瘤是如何发生的呢?哪些人容易得消化道恶性肿瘤呢?目前,肿瘤发生的确切原因依旧是未解之谜。但是学者们在大量临床以及科学研究的基础上,总结出了以下容易引起消化道恶性肿瘤的危险因素(表8-2)。

表8-2　不同部位消化道肿瘤的危险因素

肿瘤部位	消化道肿瘤的危险因素
食管肿瘤	饮酒;吸烟;特定饮食习惯:热烫饮食、腌制饮食、霉变饮食、高盐饮食、进食速度过快、进食不规律
胃肿瘤	幽门螺杆菌感染;特定饮食习惯:腌制饮食、亚硝酸盐含量高的饮食、高盐饮食;遗传因素;患有严重的萎缩性胃炎或胃黏膜的不典型增生
小肠肿瘤	偏食、营养缺乏、习惯性过饱饮食
大肠肿瘤	高龄、男性、有肠道肿瘤家族史、吸烟、肥胖、糖尿病患者、炎症性肠病患者、喜好久坐不动、高脂低纤维饮食

二、如何预防消化道肿瘤的发生

(一)保持健康生活方式,避免危险因素

通过上面的列表可以看出,绝大部分消化道肿瘤的发生与不良生活习惯密切相关,尤其是吸烟、喝酒、不良的饮食习惯等。因此,在日常生活中要尽量避免这些不良习惯,保持健康的生活方式,远离肿瘤的威胁。

肿瘤的发生是很多因素共同作用的结果。除了生活习惯以外,还有一些因素是我们无法克服的,比如遗传因素。常可以听到一些新闻,如著名的养生专家或健康达人得了不治之症,人们不禁会疑问,他都那么注意养生了,为什么还得了肿瘤,这就很有可能是遗传因素在作祟了。

此外,现代人生活节奏加快,工作压力大,长期处于高度紧张的精神状态和起伏较大的情绪中会降低抵抗力,长期如此同样会增加肿瘤发生的概率。但是这些因素在生活和在工作中是难以轻易改变的。

到底怎么做才可以尽可能地预防肿瘤发生呢? 做自己力所能及的事,养成健康的生活习惯:睡眠充足、适度运动、心情愉悦、注意口腔卫生、合理饮食和规律排便等,这些都会助益于我们的健康。对于无法克服的因素,比如遗传,以一颗平常心去面对,做好定期体检,避免过度焦虑。

(二)科学的体检

很多时候,即使我们尽自己所能做到了极致,仍然无法完全避免肿瘤的发生。这时,体检就显得尤为重要。体检的目的主要是为了尽可能早地发现身体的潜在疾病,及时进行医疗干预,将疾病的影响降到最低。很多肿瘤如果在早期能够及时治疗,治愈的可能性很大。对于有肿瘤家族史的人,体检更是必要。几乎所有消化道肿瘤早期都没有任何症状,或症状轻微且缺乏特异性,B 超、CT 等常规影像检查也很难发现早期的消化道肿瘤。早期消化道肿瘤的检出完全依赖于消化内镜检查,也就是人们常说的胃镜、肠镜检查。

三、消化内镜筛查的时机及选择

胃肠镜筛查是非常重要的,几乎是发现消化道早期肿瘤的唯一途径。那么哪些人需要做胃肠镜检查呢? 在什么时候做这些检查呢? 大家可以参考表8-3来简单评估自己是否需要做胃肠镜筛查。

表8-3　建议行消化道肿瘤筛查的人群

胃肠镜	建议行消化道肿瘤筛查的人群
胃镜	(1)年龄≥40岁且有下列任意一项:①处于食管癌高发地区;②有食管肿瘤家族史;③有食管肿瘤危险因素(表8-2)
	(2)年龄≥40岁且有下列任意一项需要进行胃癌筛查或直接行胃镜检查:①处于胃癌高发地区;②幽门螺杆菌感染;③萎缩性胃炎患者;④胃癌患者一级亲属;⑤有胃肿瘤危险因素(表8-2)
	(3)胃癌筛查结果异常,在医生指导下酌情胃镜检查
	(4)不限年龄,有上消化道疾病相关症状,在医生指导下行胃镜检查
肠镜	(1)有高危险患肠道肿瘤患者(以下6项同时满足3项及以上):①年龄56~75岁;②男性;③一级亲属有大肠癌;④既往长期吸烟;⑤肥胖;⑥糖尿病患者
	(2)不明原因的粪便潜血阳性或大肠肿瘤相关血清肿瘤标志物异常
	(3)不限年龄,有下消化道疾病相关症状,在医生指导下行肠镜检查

作为消化道检查不可缺少的"利器",消化内镜的种类、功能以及检查方法繁多,仅普通胃镜检查就包括白光、染色、放大等一系列附加功能,此外还有各类超声内镜、十二指肠镜、小肠镜等。那么做检查时需要用到哪种内镜呢? 无痛内镜和普通内镜到底有哪些区别呢? 我

们罗列出普通查体时常用的以及一些疑问较多的内镜种类及检查方式,大家可以在表8-4中找到答案。

表8-4　常见消化内镜种类及特点

内镜种类	检查范围	优缺点	适用于何种情况
普通胃镜	食管、胃、十二指肠	优点:上消化道检查首选,可配合染色、放大等多种检查模式清晰观察病变,取活检组织进一步病理检验 缺点:患者有呃逆、腹胀等不适感受,部分危重、基础疾病较多患者不宜	怀疑上消化道疾病。推荐用于常规胃镜查体
无痛胃镜	食管、胃、十二指肠	优点:患者在麻醉状态下进行检查,呃逆、呕吐等不良反应小,观察可较普通胃镜更加细致 缺点:需要麻醉评估,较普通胃镜检查对健康状况需求更高,麻药副作用	因呃逆等不适无法耐受普通胃镜检查的患者
经鼻胃镜	食管、胃、十二指肠	优点:内镜较普通胃镜更细,比普通胃镜痛苦小 缺点:内镜较细,观察效果不如普通胃镜	因呃逆等不适无法耐受普通胃镜检查的患者
普通肠镜	直肠、结肠、回肠末段	优点:检查时清醒,可与医师沟通交流(可减少穿孔等严重并发症),必要时可变换检查姿势,较无痛肠镜更加安全 缺点:患者可能有腹胀、腹痛等不适感,极少部分患者疼痛严重,无法完成检查	怀疑结直肠疾病患者,大肠息肉筛查

内镜种类	检查范围	优缺点	适用于何种情况
无痛肠镜	直肠、结肠、回肠末段	优点:检查过程中无腹胀、腹痛等不适(检查清醒后仍可能有不适感) 缺点:无法及时与医师沟通,出现严重并发症概率高于普通肠镜,无法变换体位,使检查难度增加	普通肠镜疼痛无法耐受的患者
普通胶囊内镜	小肠	优点:无特殊不适感 缺点:存在胶囊无法通过胃而需要做胃镜推送胶囊的可能;遇到小肠狭窄有胶囊嵌顿的可能;无法控制胶囊观察方向,对食管、胃检查能力很弱	怀疑小肠疾病
磁控胶囊内镜	食管、胃、部分小肠	优点:无普通胃镜检查不适感,可通过调整胶囊方向获得较好的食管、胃观察效果。可观察部分小肠 缺点:仍无法达到普通或无痛胃镜定向观察的效果,无法染色、放大观察病变,无法活检	推荐用于有严重心、肺等疾病无法接受普通或无痛胃镜检查患者
小肠镜	小肠	不属于常规检查,常需要气管插管麻醉下进行	怀疑小肠疾病胶囊内镜无法确定

四、消化道肿瘤治疗方案选择

消化道肿瘤的治疗根据肿瘤生物学特性、大小以及对人体健康的影响采用不同的治疗方式。对于一些生长缓慢、通常不会引起任何症状,对人体健康不构成影响的肿瘤可以采取定期复查的策略,如食管、胃部较小的平滑肌瘤,胃部的小息肉等。

对于有潜在恶变风险或是已经影响健康的良性肿瘤,包括部分早期的消化道恶性肿瘤,只要符合内镜切除指征,尽可能采用内镜切除的治疗方式。包括食管、胃的早癌,大肠的各种息肉,以及部分黏膜下的肿瘤如间质瘤、神经内分泌肿瘤等。

对于失去内镜治疗机会,但有外科手术指征的消化道肿瘤,如果患者身体状况允许接受外科手术,还是建议尽可能手术切除,毕竟手术切除是最有机会根除肿瘤的治疗。

恶性肿瘤侵犯重要脏器、血管,或转移至其他器官,对于失去手术机会的患者虽然只有很小的根除肿瘤的机会,但仍可通过放化疗、介入治疗等延长生存时间、提高生存质量。

五、消化道恶性肿瘤治疗误区

做了近20年的医生,常思考一些社会现状而无解,关于恶性肿瘤的治疗常存在一些误区。中国的医疗体制不同于欧美等发达国家,在西方,患者永远是第一个知晓自己病情的人,并有权利决定是否告诉自己家人。而在国内,患者往往最后一个知道自己病情,更有甚者,临终时仍被蒙在鼓里。无论患者的病情、身体是否还适合继续治疗,知晓病情的家属往往会表现出就算倾家荡产也要治病的姿态,以至于患者甚至无法决定如何度过自己生命中最后的短暂时光。

另一个误区恰恰相反,认为得了肿瘤必死,不治反而活得逍遥。或者放弃医院的正规治疗,而去相信一些"偏方"。这么做的直接后果就是延误了最好的治疗时机,最后落得一个可悲的结局。

在有生活质量的前提下,尽可能延长生命一直是人们对肿瘤治疗的终极追求,追求这一点的不只是患者,医生同样如此。任何具有一定专业能力、有职业道德的医生都会与自己的患者一起追求这一目标,并根据患者的身体状况、经济条件推荐最适合患者的医疗方案。但医生能做的只是提供建议,最后如何选择还需患者及家属来做决定。

(闫斌　常如琦)

第九章 胆石症

病例解析

主要症状 上腹部疼痛 5 个月,加重 2 天。

病史 患者,女性,52 岁。5 个月前出现上腹部疼痛,呈阵发性绞痛,进食可加重,可向腰背部放射,与体位变化无关,伴有腹胀、嗳气、反酸等不适,在当地按"胃病"给予"胃药"治疗,效果欠佳,症状时轻时重。1 个月前在当地中医院行腹部彩超检查,考虑胆管结石,予"消炎利胆片、胆宁片"等药物治疗,症状有所缓解。2 天前进食油腻食物后腹痛加重,伴发热来我院,门诊行磁共振胰胆管成像(MRCP),考虑胆总管下段结石,肝内外胆管扩张。既往有"胆囊结石"病史 10 年,1 年前因胆囊结石行"腹腔镜胆囊切除手术"。

专科查体 全身皮肤、黏膜、眼睑轻度黄染,腹部平坦,上腹部可见 3 处长约 3 cm 手术瘢痕,愈合良好。腹软,中上腹部压痛,无反跳痛,腹部叩诊呈鼓音,肠鸣音正常。

初步诊断 (1)胆管结石。

(2)梗阻性黄疸。

(3)胆囊切除术后。

鉴别诊断 患者主要症状为反复出现上腹部疼痛,需要鉴别的疾病如下。

1.消化性溃疡 主要好发于中青年,腹痛以中上腹为主,呈钝痛、烧灼样痛,疼痛有周期性、节律性,春秋季节发病较多,常与进食相关,伴有反酸、嗳气等不适,胃溃疡疼痛常于进食后 1 小时内发生,约 2 小时后缓解,十二指肠溃疡疼痛常出现于两餐之间,部分患者出现夜间痛;口服抑酸药、制酸药可缓解。行钡餐透视、胃镜可明确诊断。

2. 胆囊炎　好发于中老年妇女。常出现右上腹部隐痛,进食油腻食物可加重,可向右肩部放射,伴有恶心、呕吐、发热等不适,查体可见右上腹压痛,墨菲征阳性是胆囊炎特点。行腹部彩超、CT、磁共振可明确诊断。

3. 胰腺炎　多在饮酒、暴饮暴食后发作,中上腹持续性剧痛,伴有腹胀、发热、恶心、呕吐等不适,查体可见上腹深压痛,肌紧张、反跳痛不明显。化验血常规可见白细胞升高,查血淀粉酶、脂肪酶高于正常值 3 倍以上;行腹部 CT 可见胰腺肿大,周围渗出。

4. 心肌梗死　常见于中老年人,梗死的部位如在心脏膈面,可出现上腹部疼痛,呈持续性绞痛,常于劳累、紧张、饱餐后发生,疼痛可向左臂、左肩放射,伴有恶心等不适。查体可有上腹部轻度压痛,无反跳痛,查心肌酶谱、心电图可帮助诊断。

诊疗经过　入科后查凝血四项、血脂肪酶、血淀粉酶正常。血常规:白细胞 $1.5 \times 10^9/L$。肝功能:直接胆红素 53 μmol/L,碱性磷酸酶 149 U/L,谷氨酰转肽酶 70 U/L。心电图、心脏彩超未见明显异常。征得家属同意并排除手术禁忌后行内镜逆行胰胆管造影(ERCP),见胆总管全程扩张,最宽处 2.3 cm,末端狭窄,胆总管下段可见一充盈缺损影,行内镜下十二指肠乳头切开+胆道扩张术,取出一枚约 1.0 cm× 0.9 cm 金黄色球形结石(图 9-1)。术后予抑酸、消炎、补液等药物治疗,饮食逐渐恢复,腹痛症状消失,病情稳定后予出院。

以上是一例胆石症患者的诊疗经过,从中可以对胆结石疾病的诊疗有一定的了解,下面就进一步介绍胆石症相关知识。

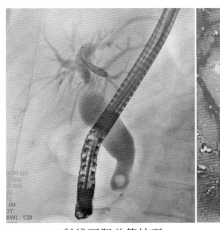 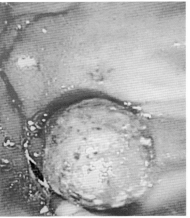

A.X射线下胆总管结石　　　　　B.内镜下胆总管结石

图9-1　内镜逆行胰胆管造影结石显影及取出的胆管结石

第一节　胆石症的简介

一、什么是胆石症

胆石症是胆道系统内形成结石的疾病,按发病部位分为胆囊结石和胆管结石,胆管结石又可分为肝内胆管结石和肝外胆管结石。胆石症是一种常见病、多发病。据统计,西方国家成年人发病率为10%~15%,我国胆石症发病率为7%~10%。本病好发于40~60岁人群,随年龄增长发病率逐渐升高,女性发病较男性常见。

我们通过图片来认识肝脏和胆囊、胆管的关系(图9-2)。

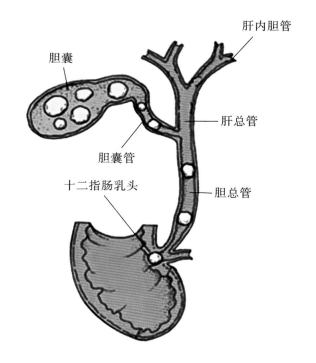

图 9-2　胆系解剖示意图

二、胆结石是怎么形成的

　　胆汁由肝脏细胞分泌后进入胆管、胆囊,最后经十二指肠乳头排入肠道,作为消化液来消化食物。胆汁的主要成分是水,在其中溶解有胆盐、胆固醇、胆色素、卵磷脂、钙离子等物质,在种种因素作用下,导致溶质逐渐析出,凝结成结石。按结石的化学成分可分为胆固醇类结石、胆色素类结石、混合性结石。国内以混合性结石居多。胆结石因胆固醇、胆色素等不同含量可呈现不同颜色,如黄褐色、褐绿色、黑褐色、红褐色、黄色、黄白色等(图 9-3)。

　　胆结石的形成病因复杂,影响因素很多,任何能使胆汁成分改变的因素都可能导致胆结石形成,比如高胆固醇饮食、肥胖、高血脂、糖尿病、胆道感染、药物、寄生虫等因素。

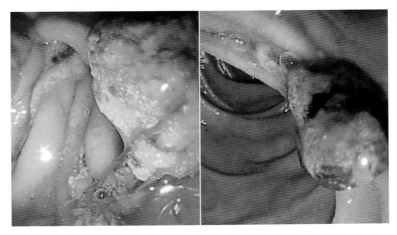

图9-3　十二指肠镜下的胆结石

三、胆石症的危险因素有哪些

胆石症曾被称为"4F症"，即female（女性）、forty（40岁）、fertile（多胎）、fat（肥胖）。这一临床印象已逐渐被流行病学证实。胆石症有哪些危险因素？

1. 年龄　胆囊结石的发病率，是随着年龄的增长而增加的，高峰年龄在40～50岁。

2. 性别差异　男女发病之比约为1：2，女性胆囊结石以胆固醇结石多见。

3. 家族史　遗传因素是胆结石的发病机制之一。

4. 肥胖　肥胖人发病率为正常体重者的3倍。

5. 饮食因素　长期不吃早餐，进食低纤维、高脂饮食，胆囊结石的发病率明显增高。

6. 妊娠　妊娠可促进胆囊结石的形成，并且妊娠次数与胆囊结石的发病率呈正相关。

四、胆石症常见的诱发因素有哪些

暴饮暴食、高油脂类饮食、饮酒是胆石症发作最常见的诱发因素，当然,还与焦虑、精神紧张、劳累、免疫力低下等因素有关(图9-4)。

诱发因素
·暴饮暴食
·油腻饮食
·饮酒

有关因素
·焦虑
·精神紧张
·劳累
·免疫力低下

图9-4　胆石症诱发因素

第二节　胆石症的常见症状

大部分胆结石患者经体检发现,并无明显症状,部分患者出现右上腹隐痛,由胆结石引发胆囊或胆管炎症所致,部分患者突发较为严重的上腹部疼痛,主要是结石诱发胆囊、胆道痉挛。油腻食物容易诱发,可伴有腹胀、恶心、呕吐、食欲缺乏等不适。胆结石出现的临床症状与它在胆道中位置有关,不同部位的胆结石出现的症状并不完全相同(图9-5)。

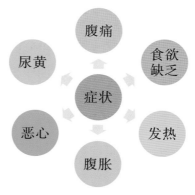

图9-5　胆石症的常见症状

一、胆囊结石的症状

1.胆绞痛　胆囊内结石引起胆囊痉挛,表现为胆绞痛,右上腹剧烈疼痛,呈阵发性,每次持续 15～30 分钟,疼痛可向右侧背部或肩部放射,常伴有恶心、呕吐等不适。是胆结石阻塞胆道,致胆汁排出受阻,胆囊内压力增高,胆囊阵发性收缩所致。

2.上腹部隐痛　多数患者只表现为上腹部隐痛,可伴有上腹部饱胀、反酸等,容易被误诊为胃病。

二、肝外胆管结石的症状

1.上腹痛　疼痛常见于右上腹,多为一阵阵的绞痛,由于结石随胆汁排出时,被卡在胆总管下段,胆道压力升高,诱发胆总管痉挛所致。

2.发热　结石堵塞胆总管,胆汁排泄不畅,引起胆管梗阻。胆管梗阻时,肠内细菌趁机入侵胆管引起胆管炎,继而出现全身感染,表现为寒战、高热,体温可达 39～40 ℃。

3.黄疸　胆管梗阻后,胆汁排出受阻,引起胆红素升高,出现眼黄、皮肤黄、尿黄,黄疸的程度和胆红素升高程度相关。

三、肝内胆管结石的症状

肝内胆管结石患者通常无明显症状。少数情况下,如患者受凉、感冒等抵抗力低下时,可并发感染,出现胆管炎症状,如右上腹胀痛、发热等。

第三节　胆石症的治疗和预防

一、胆石症患者要去医院哪些科室就诊

胆结石患者通常到医院消化科、肝胆外科或普外科就诊;若胆绞痛急性发作,可直接到急诊科就诊,紧急处理,病情稳定后转消化内

科、肝胆外科就诊。如果是基层医院,患者一般到全科医学科就诊。

二、胆石症通常需要做哪些检查

(一)实验室检查

1.**血常规** 白细胞升高,通常认为合并感染,可结合降钙素原、C反应蛋白等辅助诊断。

2.**肝功能** 结石引起胆道梗阻时,可见胆红素升高,肝酶升高。

3.**尿常规** 胆道梗阻时,会发现尿中胆红素升高。

(二)影像学检查

1.**超声检查** 胆结石患者,超声检查为首选检查,无创检查,价格较低,可明确结石部位、大小、胆囊大小、胆道扩张等情况,胆总管下段受肠道气体影响,诊断受限。

2.**腹部CT检查** 可明确胆囊、胆道结石大小、部位、多少,对胆管下段结石的诊断优于超声检查,但价格稍高,患者要受X射线照射。

3.**磁共振胰胆管成像(MRCP)** 可明确胆结石位置、大小、胆管走行等情况,患者不需受X射线照射,对X射线阴性结石较CT检查有优势,但价格较高。

三、胆石症的治疗方法

无症状患者需要改善饮食、生活方式、定期复查,无须特殊治疗;有症状患者可口服药物治疗,症状反复发作的患者应尽快手术治疗,首选微创手术方式。

(一)药物治疗

疼痛急性发作时根据医嘱口服非甾体镇痛药、解痉镇痛药镇痛,疼痛剧烈时可给予哌替啶(度冷丁)等强效镇痛药物,根据病情给予利胆、抗感染药物治疗,必要时使用广谱抗生素静脉用药。

(二)手术治疗

症状反复发生的患者,根据病情及患者身体情况,胆囊结石行胆囊切除术,首选腹腔镜胆囊切除术;胆管结石患者首选内镜逆行胰胆管造影术、内镜下十二指肠乳头切开取石术,对于难取性肝内外胆管结石可考虑胆道镜体内冲击波碎石治疗;若胆道梗阻严重,患者身体情况不佳的可暂行经皮肝穿刺胆道引流术或胆囊穿刺引流术,充分引流胆汁,控制感染。

(三)中医治疗

临床上常运用大柴胡汤、茵陈蒿汤等经方治疗胆石症,有一定疗效;治疗胆石症的中成药种类较多,可用于改善患者临床症状;其他如针刺、耳穴、艾灸、推拿等物理疗法对部分患者有一定疗效。

四、胆石症的并发症

胆结石患者改善生活方式、合理饮食、定期复查、及时治疗,一般不会出现严重后果,如日常生活不注意,未能及时治疗,可能会发展成急性化脓性胆囊炎、胆囊坏疽、胆囊癌变、急性化脓性胆管炎、胆道出血、急性胰腺炎、胆源性肝脓肿等危及患者生命的情况(图9-6)。

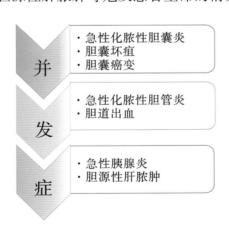

图9-6　胆石症并发症

五、胆石症怎么预防

胆石症是种种原因形成胆结石引起的疾病,预防胆结石的形成,就要通过良好的生活方式、饮食习惯等来实现。

1. 合理饮食　合理安排饮食,按时就餐,不可暴饮暴食,减少食用过于油腻或胆固醇较高的食物,如油条、肥肉、蛋黄等,吃易消化、相对清淡的食物,荤素搭配,均衡营养。

2. 锻炼身体　免疫力低下的人胆结石发病率相对较高,要预防胆结石的发生,应积极锻炼身体,选择适合自己的运动方式,比如跑步、跳绳、游泳等。

3. 控制体重　体重应控制在正常范围,不可以过胖,如果身体超重,建议吃低脂、低热量食物,同时要适量运动。

4. 注意休息　胆结石的发生和劳累相关,日常工作应注意劳逸结合,避免过度劳累。

5. 合理用药　有些药物影响胆汁分泌及体内胆固醇代谢,可诱发胆结石形成,如雌激素类避孕药、双嘧达莫、头孢曲松等。

六、胆石症的认识误区有哪些

1. 胆结石越小病越轻,胆结石越大病越重　一些较小结石,直径在 5 mm 左右,容易经胆囊管排入胆总管,卡在胆总管开口处,引起急性胰腺炎、急性胆管炎。直径在 10 mm 左右的结石容易卡在胆囊颈部,引起胆囊炎,甚至出现胆囊穿孔、坏死等。

2. 没症状的胆结石不用管　胆结石患者症状的轻重和结石是否引起炎症和患者耐受性相关,部分体检时发现胆结石的患者无症状,若干年后会出现腹痛、腹胀等不适症状,胆囊充满型结石或者直径大于 3 cm 的结石可诱发胆囊恶变。

3. 胆囊切除会影响消化功能　胆汁是由肝脏分泌的,胆囊不分泌胆汁,主要起到浓缩、储存胆汁的作用。胆囊严重病变后,功能丧失,进而影响消化功能。

4. 胆囊结石切除胆囊后会在其他部位再长结石　每年有大量的胆囊结石患者切除胆囊,没有证据支持这种说法,有些患者胆囊结石和胆管结石同时存在。

5. 口服药物就能根治胆结石　胆结石按化学成分可分为胆固醇结石、胆色素结石和混合性结石。口服熊去氧胆酸药物只对胆固醇结石有一定效果,对胆色素结石无明显效果。

七、胆石症的诊治流程

胆石症的诊治流程见图9-7。

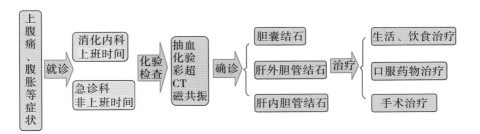

图9-7　胆石症的诊治流程

（耿献辉）

病例解析

主要症状　体检发现肝功能异常1个月。

病史　患者,男性,36岁。身高172 cm,体重100 kg,BMI 33.8 kg/m²。1个月前体检发现肝功能异常,ALT 125.7 U/L,AST 78 U/L,γ-GT 99.6 U/L,余肝功能指标均在正常值范围。无腹痛、腹胀、乏力、心慌、胸痛、肌肉酸痛等症状,大小便正常,体重无变化。

既往史　既往"2型糖尿病"病史5年,口服"二甲双胍缓释片、吡格列酮缓释片",血糖控制可;"高血压"病史3年,血压最高185/100 mmHg,口服"硝苯地平缓释片",血压控制在140/90 mmHg。近期未服用特殊食物、药物。

个人史　吸烟史18年,20～30支/天,未戒烟;无饮酒史。

辅助检查检验　腹部B超:脂肪肝(中度),胰、脾、肾未见明显异常;血尿粪常规、肾功能无异常;甲肝、乙肝、丙肝血清学检测无异常;抗核抗体(ANA)阴性。心电图无异常。

鉴别诊断　该患者B超提示脂肪肝,无饮酒史,故不考虑酒精性脂肪肝;但需要排除引起肝损伤的其他原因,结合患者实验室检查排除病毒性肝炎、自身免疫性肝病;该患者1个月内未接触特殊食物、药物,不考虑药物性肝病;患者无胸痛、心慌,心电图无异常,排除心肌梗死导致的AST升高;患者无肌肉酸痛,无其他阳性伴随症状,无其他基础疾病,B超提示胰、脾、肾脏未见明显异常,暂排除骨骼肌疾病及肾脏、胰腺疾病引起的肝损伤。

诊断 （1）非酒精性脂肪肝炎（NASH）。

（2）2 型糖尿病。

（3）高血压病 3 级 （极高危）。

治疗 一定要帮助患者树立信心:脂肪肝能够"治好"! 轻中度的脂肪肝,及时去除病因、控制原发疾病,肝组织学改变可好转甚至完全恢复! 但脂肪肝的治疗是一个长期且艰巨的过程。首先是"减肥",调整膳食结构,坚持以"植物性食物为主,动物性食物为辅,热量来源以粮食为主"的中国传统膳食方案,防止热量过剩,纠正不良饮食习惯,戒酒限酒。其次是"运动",中等量的有氧运动为首选。最后,配合药物治疗(保肝、降血糖、降血压)。定期监测体重、肝功能、血糖、血压、血脂,腹部 B 超。如有腹痛、腹胀、乏力、腹部包块、消瘦或其他新发症状需及时就医。

该病例中患者为非酒精性脂肪肝炎（NASH）,就是平时常说的"脂肪肝",大多数人认为"胖的人都有脂肪肝,没啥""减减肥就行了"。事实上,脂肪肝与胰岛素抵抗、遗传–环境–代谢应激密切相关,常常与肥胖、高脂血症、糖尿病、高血压等疾病同时出现。如果不引起重视,还可能会进展为肝硬化甚至肝癌。因此,脂肪肝可不是一种简单的疾病,下面就让我们重新认识"脂肪肝"吧!

第一节 脂肪肝的简介

一、肝和脂肪的关系

肝脏生产出来的脂肪会由一个叫极低密度脂蛋白的载脂蛋白的"老司机"负责配送到其他有需要的细胞中去。一般情况下,身体内是动态平衡的,肝脏不会堆积太多的脂肪。一旦摄入过多的碳水化合物及脂肪,就会让肝脏产生堆积更多的脂肪。而由于极低密度脂蛋白的载脂蛋白"老司机"每天的班次有限,多余的脂肪就会在肝脏内堆积,久而久之就会形成早期的脂肪肝。

二、脂肪肝的定义

脂肪肝(fatty liver)又叫脂肪性肝病,是指各种原因引起的肝细胞内脂肪堆积过多的病变,当肝细胞内脂质蓄积超过肝重量的5%,或组织学上每单位面积见5/3以上肝细胞脂肪变时即称为脂肪肝。简单地说,就是肝脏被脂肪填塞了,从而影响了肝脏的正常功能。

脂肪肝——"富贵病":经济愈发达地区,发病率愈高。

脂肪肝——"懒人病":动得越少,越容易得脂肪肝。

脂肪肝——"慢性病":起病隐匿,开始无症状,出现症状病情发展到晚期。

三、脂肪肝是如何形成的

(一)脂肪在肝脏中的正常代谢过程

脂肪即甘油三酯,一部分脂肪可直接被身体吸收,另一部分则需要先分解成甘油+脂肪酸,然后在体内重新合成脂肪,其中,肝脏是最主要的合成场所。甘油和脂肪酸可直接被肝脏合成为脂肪。此外,碳水化合物分解后的葡萄糖也可在肝脏内合成脂肪,葡萄糖主要由胰岛素调节代谢,一部分会提供身体功能,剩余的由肝脏转化成脂肪。肝脏合成的脂肪由极低密度脂蛋白运送到其他需要的细胞中,正常情况下产量与用量可保持平衡,不会积攒太多的脂肪。

(二)脂肪肝的形成

1. **饮食过多** 肝脏内产生多少脂肪,主要与碳水化合物及脂肪摄入量有关,若每天摄入过多的脂肪和碳水化合物,肝脏会产生更多的脂肪。极低密度脂蛋白每天只能运送一定量的脂肪,若脂肪产量超出运送能力,就会导致脂肪在肝脏内堆积,从而造成脂肪肝。

2. **胰岛素抵抗** 胰岛素抵抗多发生于腹型肥胖者,由于肥胖者体内的脂肪细胞趋于饱和导致血液中葡萄糖含量增高,肝脏产生的脂肪则更多滞留下来。

3. **酒精的摄入** 酒精供能的顺序优于葡萄糖,若摄入大量酒精,葡萄糖会被剩下很多,为降血糖,胰岛素将其转变为脂肪、胆固醇等储存,于是肝脏中会产生很多脂肪。

4. 快速减肥 禁食、过分节食或其他快速减轻体重的措施可引起脂肪分解短期内大量增加,消耗肝内谷胱甘肽,使肝内丙二醛和脂质过氧化物大量增加,损伤肝细胞,导致脂肪肝。

四、脂肪肝的病因及好发人群

(一)脂肪肝的病因

脂肪肝与不良生活方式密切相关,是一种典型的生活方式病。脂肪肝也是一组异质性疾病,由遗传易感、环境因素与代谢应激相互作用导致,现代化的工作和居家环境,多坐少动的生活方式,高脂肪、高热量的膳食结构,经常熬夜、睡眠时间不足,长期过量饮酒,肥胖等,都与脂肪肝的发生密切相关。其中,肥胖与脂肪肝的关系最为密切。脂肪肝的病因主要包括以下几种。

1. 酒精性肝病 由于长期过量饮酒导致的慢性肝脏损伤,初期表现为酒精性脂肪肝,进而可发展为酒精性脂肪性肝炎、肝纤维化和肝硬化。

2. 非酒精性脂肪肝病 由于遗传易感和营养过剩及其并发症(胰岛素抵抗、肥胖症、代谢综合征、2 型糖尿病)导致的慢性肝损伤,疾病谱包括非酒精性肝脂肪变、非酒精性脂肪性肝炎(NASH)及其相关肝硬化。

3. 特殊类型脂肪肝 主要指由某些药物和环境毒素导致的脂肪肝,以及全胃肠外营养、炎症性肠病,以及基因 3 型丙型肝炎病毒感染、肝豆状核变形、自身免疫性肝炎、进行性肌营养不良等导致的脂肪肝。

4. 急性脂肪肝 主要包括妊娠急性脂肪肝、溶血肝功能异常血小板减少(HELLP)综合征、瑞氏综合征、酒精性泡沫样肝脂肪变性。

(二)脂肪肝的好发人群

1. 体重增长太快,体重超重、肥胖,特别是腰围超标的内脏性肥胖。

2. 高血压、血脂紊乱、高血糖、高尿酸血症。

3. 高热量膳食、富含饱和脂肪、反式脂肪、胆固醇,含糖饮料和深加工食品。

4. 吃得太快、太饱,喜吃零食、甜食、荤食,不吃早餐,晚餐丰盛且吃夜宵。

5. 坐得太久,活动太少,缺乏体育锻炼,肌少症。

6. 吸烟、饮酒、睡眠时间不足、经常熬夜。

7. 中老年人,营养不良、慢性肝病等患者。

8. 肥胖、糖尿病、高脂血症、冠心病、脂肪肝家族史,以及某些特殊遗传易感个体。

9. 甲状腺功能减退症、垂体功能减退症、多囊卵巢综合征、睡眠呼吸暂停综合征。

五、脂肪肝的分类

1. **按病因分类** 分为酒精性脂肪肝和代谢相关性脂肪肝。

2. **按肝内脂肪沉积的量分类** 分为轻度脂肪肝、中度脂肪肝、重度脂肪肝。

3. **按病理变化分类** 分为单纯性脂肪肝、脂肪性肝炎、脂肪性肝硬化。

六、脂肪肝的临床表现

(一)根据起病情况分类

1. **慢性脂肪肝** 起病隐匿,病程漫长。多呈良性经过,部分可发展为肝纤维化及肝硬化。

2. **急性脂肪肝** 主要见于晚期妊娠,药物、毒物作用,偶见于酒精性泡沫样脂肪变性。起病急骤,临床表现及预后类似于急性或亚急性重症病毒性肝炎。

(二)脂肪肝的典型症状

1. 初期多无症状,部分可出现乏力、失眠、右上腹不适、便秘等症状。

2. 发展至肝炎、肝硬化阶段可出现黄疸、腹水、食管-胃底静脉曲张、脾大、下肢水肿等,甚至出现黑便、呕血(图10-1)。

3. 发展至肝癌阶段则出现肝区疼痛、肝区包块等症状。

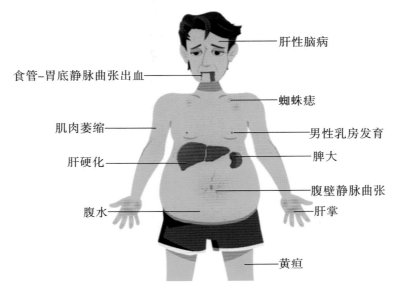

食管-胃底静脉曲张出血 —— 肝性脑病

肌肉萎缩 —— 蜘蛛痣

肝硬化 —— 男性乳房发育

腹水 —— 脾大

腹壁静脉曲张 —— 肝掌

黄疸

图 10-1　脂肪肝的晚期症状

第二节　脂肪肝的危害与诊断

一、脂肪肝的危害

发现自己患有脂肪肝的过程,一般都是这样的:自身没有感觉,在某次常规体检中顺便做了个腹部超声,结果发现报告上突然出现了个"脂肪肝"(图10-2)或者"轻度脂肪肝"。

超声检查报告单

检查号：US00000002　　　病人ID：000070　　　门诊号：000070

姓　名：××　　　性别：男　　　年龄：64岁　　　检查日期：2022-10-24
申请科室：消化内科门诊　　　床号：00　　　住院号：000070
临床诊断：脂肪肝
检查项目：肝胆脾胰彩超　　　　　　　　检查部位：腹部
检查参数：

图像
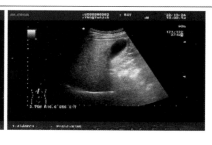

影像所见：

肝右叶最大斜径约131 mm，左叶厚径约73 mm；肝大小正常，包膜规整，肝内回声点状密集、增强，肝静脉走行显示欠清，门静脉主干内径约11 mm。
空腹胆囊大小约63 mm×23 mm，壁规整，囊内回声未见异常，胆总管内径约5 mm，肝内胆管无扩张。脾脏长径约102 mm，肋间厚约24 mm，脾大小正常，包膜规整，内部回声均匀。胰腺厚径正常，轮廓规整，内部回声均匀，主胰管无扩张。

印象：

脂肪肝。
胆脾胰未见明显异常。

图 10-2　脂肪肝超声检查报告单

刚查出来的时候，不少人可能会紧张一下，有的可能会按照常识控制下喝酒撸串、火锅炸鸡的频率，勤快一点的可能会暴走、跑步、瑜伽健身，但这个病不疼不痒，不影响胡吃海塞、熬夜刷剧，大部分人也不会去看专科医生，一部分人甚至秉着"我不在意它，它就不存在"的原则很快就将它抛之脑后了。殊不知，体检报告上简单的"脂肪肝"3 个字的背后，却可能暗藏着致命的隐患。

脂肪肝到底会对我们的身体造成哪些影响呢？

(一)脂肪肝是进展性疾病

脂肪肝属于一种进展性疾病(图 10-3)，如不加以控制，最终可能会发展为脂肪性肝炎、肝硬化甚至肝癌。

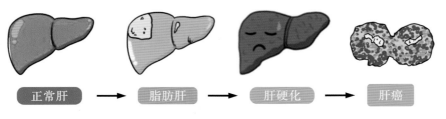

正常肝 → 脂肪肝 → 肝硬化 → 肝癌

图 10-3　脂肪肝的进展

　　脂肪肝通常起病隐匿、进展缓慢，有文献报道，单纯性脂肪肝患者随访 10～20 年肝硬化发生率仅为 0.6%～3.0%，但这并不意味着得了脂肪肝就可以不管不顾了，因为它的隐匿性，如果不在早期将它"扼杀"在摇篮里，那么很可能就会"培养"出肝癌这个大"恶魔"。

　　早期的脂肪肝(单纯性脂肪肝)，身体并不会有所察觉，依然不影响日常工作和生活，也感觉不到自己生病了，体检也不一定能够显示出身体的变化，往往容易错过治疗脂肪肝的最佳时机；随着疾病的进展，会出现身体疲乏、厌食油腻、肝区不适等表现，可能就是脂肪性肝炎在"招手"了，经过腹部超声、肝功能的检查，发现报告上的"脂肪肝""转氨酶↑、转肽酶↑"字样，这时就需要重视它并竭力阻止它进展了。有文献报道，大约 40.8% 的脂肪性肝炎患者发生肝纤维化进展，平均每年进展 0.09 等级，进而发展成肝硬化，当发现有脂肪肝并需要进一步检查时，一定要抓住时机早期干预，及时阻止疾病的进展。

　　(二)脂肪肝不是一种独立的疾病

　　随着对脂肪肝的研究越来越深入全面，科学家们发现，脂肪肝不是一种独立的疾病，常与肥胖、血脂异常、糖尿病、高血压、维生素 D 缺乏、铁代谢紊乱等疾病同时存在(图 10-4)，这些疾病与脂肪肝互为因果，常常会加快疾病的进展与严重程度。

143

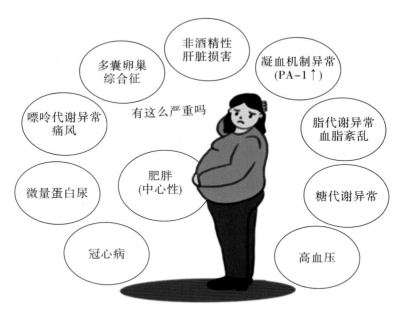

非酒精性
肝脏损害

多囊卵巢
综合征

凝血机制异常
（PA-1↑）

嘌呤代谢异常
痛风

有这么严重吗

脂代谢异常
血脂紊乱

微量蛋白尿

肥胖
（中心性）

糖代谢异常

冠心病

高血压

图 10-4　脂肪肝与其他疾病的关系

　　其中,与肥胖的关系最为密切,肥胖人群较易患脂肪肝,且发生脂肪性肝炎、肝纤维化、肝硬化的概率大、程度重,反过来,脂肪肝患者易导致体内脂肪沉积加重肥胖的发展。另外脂肪肝可促进动脉粥样硬化的形成,还可诱发和加重高血压、冠心病、脑卒中、糖尿病,增加肝外肿瘤发生风险。有研究显示,脂肪肝患者随访 5～10 年 2 型糖尿病风险增加 1.86 倍,代谢综合征发病风险增加 3.22 倍,心血管事件发病风险增加 1.64 倍。与对照人群相比,脂肪肝患者全因死亡率显著增高,主要死因是心血管疾病和肝外恶性肿瘤,脂肪性肝炎患者肝病死亡排名第三。与无脂肪肝的对照人群相比,女性脂肪肝患者冠心病和脑卒中的发病率显著增高且起病年龄提前。此外,脂肪肝特别是脂肪性肝炎还与骨质疏松、慢性肾脏病、结直肠肿瘤、乳腺癌等慢性病的高发密切相关;若妊娠时得急性妊娠性脂肪肝(又叫产科急性黄色肝萎缩),可危及生命,病死率高。

脂肪肝降低人体免疫功能及肝脏解毒功能,影响人体消化吸收功能,容易使人疲劳,精力欠佳,降低生活质量,影响工作(图 10-5)。

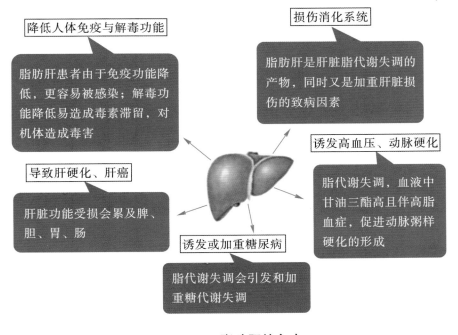

降低人体免疫与解毒功能

脂肪肝患者由于免疫功能降低,更容易被感染;解毒功能降低易造成毒素滞留,对机体造成毒害

损伤消化系统

脂肪肝是肝脏脂代谢失调的产物,同时又是加重肝脏损伤的致病因素

导致肝硬化、肝癌

肝脏功能受损会累及脾、胆、胃、肠

诱发高血压、动脉硬化

脂代谢失调,血液中甘油三酯高且伴高脂血症,促进动脉粥样硬化的形成

诱发或加重糖尿病

脂代谢失调会引发和加重糖代谢失调

图 10-5　**脂肪肝的危害**

虽然脂肪肝危害很大,但也不用恐慌,只要重视起来,及时治疗,就一定会将之消灭在萌芽阶段。

二、脂肪肝的诊断

(一)询问病史及查体

要详细询问患者病史及完善系统体格检查。凡是与脂肪肝发病的相关因素都要询问,重点是过量饮酒史(乙醇摄入量男性≥40 g/天、女性≥20 g/天,大于 5 年)、不良饮食习惯(富含饱和脂肪酸及果糖等高热量食物)及久坐少动的生活方式、体重(BMI≥23 kg/m²)及腰围(男性>90 cm、女性>80 cm)变化及其他相关病史(如高血压、血脂异常、糖尿病、冠心病、甲状腺疾病、高尿酸血症、炎症性肠病、红细胞增多症、多囊卵巢综合征、睡眠呼吸暂停综合征、某些遗传性疾病等)。

(二)脂肪肝的相关检查

当怀疑脂肪肝或存在脂肪肝相关危险因素,需要做哪些检查呢?

1.腹部超声检查　首选检查,无创、安全、价格便宜,体检及平时定期门诊随访时常常采用。

2.肝功能检查　有无转氨酶[谷丙转氨酶(ALT)/谷草转氨酶(AST)]、胆红素、谷氨酰转肽酶(GGT)等指标异常。

3.病毒标志物检查　了解有无乙型肝炎病毒、丙型肝炎病毒感染。

4.肝纤维化指标检查　受控衰减参数(CAP),了解是否发生肝纤维化和肝硬化。

5.CT、MRI　诊断脂肪肝的准确性不优于B超,主要用于与肝占位性病变的鉴别。

6.振动控制瞬时弹性成像　脂肪肝与肝纤维化"一箭双雕"。目前,该检查技术已广泛应用,并证实有较高的准确性,具有快速、无创、定量等优点。

7.肝穿刺活检　脂肪肝诊断的"金标准",可以确诊脂肪肝,并能确定脂肪肝的严重程度,不常用。

8.其他　血糖、糖化血红蛋白、口服葡萄糖耐量试验(OGTT)、血脂、尿酸、甲状腺功能等检查有助于了解患者有无糖尿病、血糖调节异常、血脂异常、高尿酸血症、甲状腺疾病等。

第三节　脂肪肝的防治策略

脂肪肝是一种可防可治的疾病,轻度或中度脂肪肝在去除病因和控制原发病后,肝组织学改变即可获得好转,甚至完全恢复正常。通过积极治疗,可以延缓疾病进展并减少并发症。但需要专业的指导,预防是关键(图10-6)。

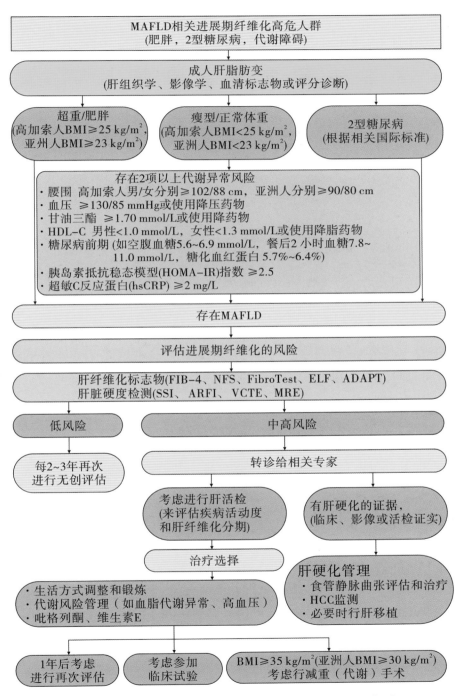

图 10-6　代谢相关脂肪性肝病临床诊疗指南(治疗部分)

要做好自我监测（图 10-7），重点是从以下几个方面：腰围、臀围、血压、血糖、体重指数及自我感觉。

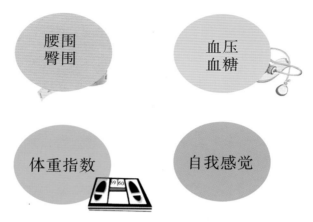

图 10-7　脂肪肝的自我监测

一、酒精性脂肪肝的治疗原则

对于酒精性脂肪肝患者，第一步便是戒酒。戒酒是一切治疗的前提，同时营养支持也非常重要。至于是否需要进一步的药物治疗、用哪些药物则需要专科医师依据患者病情，给予个体化治疗方案。

二、代谢相关脂肪性肝病的治疗原则

对于代谢相关脂肪性肝病患者而言，减脂减重便是首要任务。改变不良生活方式，控制体重和腰围。限制酒精摄入。重视相关合并症的预防和治疗，听从专科医生意见，合理选择药物。

三、脂肪肝治疗的总体原则

脂肪肝治疗的总体原则是去除病因，控制原发病。肥胖、过量饮酒、糖尿病是脂肪肝的三大主要病因。减重、戒酒、控制糖尿病是治疗脂肪肝的根本方法。国内外各大指南中均把减重列为代谢相关脂肪性肝病的首要或最重要的治疗措施。

脂肪肝的具体治疗包括运动治疗、营养干预、心理行为干预、药物治疗。

1.运动治疗

（1）运动原则

1）个体化:具体的运动方式和强度要因人而异,可根据自身性别、年龄、体质基础、身体健康状况以及个人运动偏好来决定。

2）循序渐进:运动方式的选择要根据自身条件由浅入深、由易到难,运动量则是应该由少到多,按照一定的流程逐步深入、逐渐提高。

3）持之以恒:锻炼身体不是一朝一夕的事,贵在坚持。

4）运动方式:有氧运动和阻抗运动可以有效减少肝脏脂肪含量,要以有氧运动为主,适当增加阻抗训练。有氧运动的选择以中低强度、有节奏的节律性运动为佳,可以选择散步、慢跑、骑车、游泳、跳健身操、打太极拳等。阻抗训练可以选择深蹲、仰卧起坐、俯卧撑、哑铃、弹力带等。

（2）运动治疗的注意事项

1）运动禁忌:肥胖性脂肪肝患者伴有如下并发症的应禁止运动,如急性心肌梗死、重度高血压、严重脑血管疾病、肾功能不全。

2）脂肪肝患者合并下列疾病应尽量减少运动,如运动需医疗监护下进行:频发低血糖、肝肾功能损害、甲状腺功能亢进、心肌病。

3）最佳运动量:简易的指标（心率）来衡量,即 170 次/分－年龄。如果小于这个数值 20 次/分以上,说明运动量偏小,如果大于这个数值,就说明运动量过大。

4）运动持续时间:一次锻炼时间不宜过长,20 ~ 40 分钟为宜。

5）合适的时间:糖尿病患者在饭后 1 ~ 2 小时再运动;其他脂肪肝患者推荐在早上 7:00 ~ 9:00 或下午 16:00 ~ 17:00。如单纯散步,推荐晚饭后 45 分钟。

6）运动频率:3 ~ 5 天/周。

7）超重/肥胖患者需通过改变生活方式使体重减少 7% ~ 10%,从而降低肝酶、改善肝脏组织学损伤。

2.营养干预

（1）营养干预原则

1）限制总热量,减轻体重;避免深加工食品、富含果糖的食品和饮料等,建议采用地中海式饮食[地中海饮食的主要特点是提倡多摄入新鲜蔬菜(尤其是绿色蔬菜)和水果]、全谷物和鱼类(尤其是富含 ω- 3 脂肪酸的鱼类);少量摄入红肉;用低脂或脱脂乳制品替代高脂乳制品;食用橄榄油、坚果等。

2)保证优质蛋白质的摄入,如牛奶(低脂)、瘦肉、鱼等。

3)控制碳水化合物(糖类)的摄入。

4)"粗细搭配",多吃粗粮,如红薯、玉米、荞麦、燕麦、薏苡仁、芸豆、红豆、绿豆等。

5)多吃蔬菜,适量吃水果,减少高脂肪、高胆固醇食物的摄入。

6)避免过量饮酒和不良饮食习惯,如不吃早餐,常喝含糖饮料,贪食甜点、油炸食品等高热量食物,尽量减少外出用餐。

(2)营养干预的参考建议:可根据自身的健康状况,向专业医师及营养师咨询相关的营养干预方案。

1)肉类:推荐食用的肉类有鸡、鸭、鹅等家禽(去皮),淡水鱼肉、鸡蛋、鹌鹑蛋、海参、海蜇皮、猪血等,所有肉类食物先煮,弃汤后再行烹调。

2)水果:①推荐食用的水果有柚子、苹果、西瓜、梨、圣女果、黄瓜、橙子、草莓、蓝莓、火龙果、脆桃等;②避免食用的水果有龙眼、红枣、甘蔗、荔枝、柿子、石榴等;③如不清楚其他水果能否摄入,请咨询营养师。

3)蔬菜:深色蔬菜在每天的蔬菜摄入中需占一半的量,每餐最好能摄入两种或两种以上蔬菜。推荐食用的蔬菜有白菜、卷心菜、莴苣、苋菜、雪里蕻、茼蒿、芥菜叶、水瓮菜、韭菜、韭黄、芥蓝、番茄、茄子、瓜类、萝卜、甘蓝、葫芦、青椒、洋葱等。

4)烹饪原则:选择橄榄油、亚麻籽油,少油(每日 20 g 以内)、少盐(每天 5 g 以内),清淡为主;蔬菜类优先选择生吃或凉拌,其次清炒、清蒸,不要油炸,烹饪工艺尽量简单方便,注意烹饪时间控制在蔬菜去生即可。

5)调料使用:烹调中尽量使用天然原料调味,如新鲜辣椒、葱、姜、蒜、柠檬汁、洋葱、香菜等,另可使用盐、酱油、醋、芥末调料。尽量避免使用淀粉、高油脂类、黄豆酱、糖(或含糖调料)、酒类(如料酒)、味精、生抽、香料等调料。

6）额外加餐：少食多餐，如果感觉饥饿，可在上一餐间隔 1 小时后再加餐，如一小把坚果、50 g 自制卤肉类、鸡蛋或一个核桃、一小把松子、杏仁、南瓜子、1 根黄瓜、1 袋脱脂牛奶、1 袋每日坚果（分两次食用）等。

7）饮水量：每天饮水 1500～1700 mL，平时主动饮水，别等口渴才喝；运动后注意补充水分。

3. 心理行为干预　脂肪肝的行为治疗是指通过改变脂肪肝患者及高危人群的不良饮食及生活习惯和嗜好（缺乏运动、暴饮暴食、酗酒、熬夜），从而达到预防和治疗疾病的目的。心理疗法六步走建议见图 10-8。

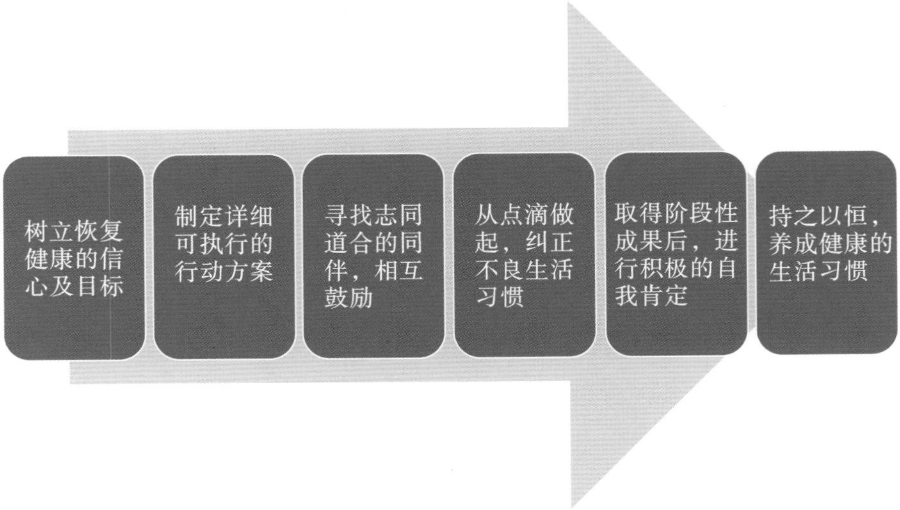

树立恢复健康的信心及目标	制定详细可执行的行动方案	寻找志同道合的同伴，相互鼓励	从点滴做起，纠正不良生活习惯	取得阶段性成果后，进行积极的自我肯定	持之以恒，养成健康的生活习惯

图 10-8　心理疗法六步走建议

4. 药物治疗

（1）药物治疗现状

1）目前没有已上市的可针对性消除肝脏脂肪沉积的特效药物。

2）目前全球暂无安全有效的减肥药物可供选择，减肥药物及保健品需要慎用。

3）针对脂肪肝合并的代谢综合征的治疗药物，需要在临床医生的指导下服用及随访监测,以减少并发症的发生风险。

4)鉴于改变生活方式和应用针对代谢综合征的药物,甚至减肥手术难以使非酒精性脂肪性肝炎特别是肝纤维化逆转,为此有必要应用保肝药物保护肝细胞、抗氧化、抗炎,甚至抗肝纤维化。

(2)哪些脂肪肝患者需要用保肝抗炎药物?

1)临床特征、实验室和影像学检查提示有非酒精性脂肪性肝炎或进展性肝纤维化的患者。

2)肝活组织检查确诊的非酒精性脂肪性肝炎。

3)合并药物性肝损伤、慢性病毒性肝炎、自身免疫性肝炎等其他肝病的患者。

4)应用相关药物治疗代谢综合征和 2 型糖尿病过程中出现肝脏氨基酸转移酶升高的患者。

(3)脂肪肝患者需要定期复查

1)定期测量体重、腰围、臀围、血压。

2)定期到医院做肝功能、血脂、血糖、血常规、甲胎蛋白、超声波等检查。

3)对于指标稳定无肝纤维化的患者建议每 2～3 年通过肝纤维化评分和肝脏弹性值无创监测纤维化。

4)合并纤维化患者需每年进行无创评分和肝脏弹性值监测。

5)肝纤维化患者需每 6 个月监测肝细胞癌等并发症。

6)筛查结直肠肿瘤、代谢综合征及其相关并发症。

第四节 脂肪肝的防治误区

一、脂肪肝不是病,看不看无所谓

不少人认为脂肪肝是一种亚健康状态,且没有什么症状,根本不是疾病,无须治疗。但即使是单纯性脂肪肝,也比正常肝脏脆弱,较易受到药物、工业毒物、酒精等的伤害,从而导致疾病进展。对于超重和肥胖者而言,脂肪肝的出现可能提示"恶性肥胖",这种人很容易发生高脂血症、糖尿病和高血压,最终发生冠心病、脑卒中的概率也会显著增加。所以,脂肪肝患者应及时去医院就诊,听从医生的意见。

二、儿童不会得脂肪肝

脂肪肝是儿童最常见的肝病,肥胖儿童都应筛查脂肪肝。低出生体重儿童早期的"生长追赶"与肥胖和代谢相关脂肪性肝病的发生密切相关。生活方式改变(饮食干预、体育锻炼以及营养和心理咨询)是防治儿童脂肪肝的唯一策略。

三、脂肪肝"无症状"不代表"病变轻"

脂肪肝不是胖人的专利,体型正常的人和瘦人也会得脂肪肝。甚至不科学的节食减重也会导致脂肪肝。

四、脂肪肝只要节食和运动就好了

在得知患有脂肪肝后,首先要去医院由专业医生对病情进行评估。对于单纯性脂肪肝,通过控制饮食、加强锻炼等措施会取得良好的效果,饮食及锻炼可咨询专业的医生及营养师。对于脂肪肝伴有肝功能异常等,在规范饮食、加强锻炼等措施的基础上还需要保肝抗感染治疗。

五、转氨酶正常就没肝病了

一般情况下,转氨酶升高表示存在肝损伤,但转氨酶降下来了并不代表着"肝病痊愈"。例如慢性乙肝、丙肝及长期饮酒者,这类人一般情况下转氨酶正常或稍有提高,然而实际上肝脏存在很大的损伤。事实上半数以上的脂肪肝患者血清中的转氨酶都是正常的。

(王东旭　张素娟　朱宏斌)

第十一章　胰腺炎

病例解析

主要症状　腹痛 8 小时。

病史　患者，男性，26 岁。BMI 25.4 kg/m²。1 天前进食大量油腻食物、酗酒。8 小时前突然出现腹痛，中上腹为主，持续性绞痛，可放射至背部，难以耐受，无缓解。伴发热、恶心、呕吐，呕吐物为胃内容物，体温最高 39.2 ℃。无呕血、黑便、头晕、心慌、胸闷。大便未排，小便正常。

既往史、个人史　无特殊。

临床检查　神志清，痛苦面容，心率 110 次/分；中上腹压痛，无反跳痛，无包块，肠鸣音消失。

辅助检查检验　腹部 CT（图 11-1）提示胰腺增大增厚、周围渗出性改变；心电图无异常。血常规：白细胞 15.8×10⁹/L，中性粒细胞百分比 82.5%。血淀粉酶 1352 U/L，血脂肪酶 1260 U/L。血糖、血钙、血脂正常。

鉴别诊断　该患者暴饮暴食、酗酒后突然出现剧烈腹痛、发热，结合检查检验考虑急性胰腺炎可能性大。需与以下疾病鉴别。

1. 心肌梗死　常见于有冠心病病史的老年患者，心电图可有特异性表现。

2. 消化道穿孔　常有消化道疾病病史，如溃疡，腹部平片可见膈下游离气体。

3. 急性胆囊炎、胆石症　既往有相关病史，墨菲征阳性，B 超或

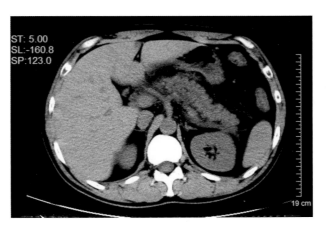

图 11-1　　胰腺炎的腹部 CT

CT 可确诊。

4.肠梗阻　腹痛为阵发性,无排便排气,腹部平片可见气液平,急性胰腺炎可合并肠梗阻。

诊断　急性胰腺炎。

治疗经过　嘱患者卧床休息,严格禁食水,下胃管持续胃肠减压,排便灌肠。并输药物抑制胰酶分泌、抗感染、营养支持、补液及镇痛治疗。3 天后患者腹痛症状逐渐缓解,体温正常,7 天后生化指标趋于正常,影像学可见胰腺周围渗出减少,患者出院。院外继续低脂半流质饮食,戒酒,适当活动,1 个月后来院复查。

该病例为急性水肿型胰腺炎,属于急性胰腺炎中的轻型,可以治愈,且不易出现并发症。然而,并不是所有胰腺炎患者都如此"幸运",急性坏死型胰腺炎常常合并腹腔感染、胰性脑病、多器官功能衰竭等,病死率极高。面对如此"可怕"的疾病,全面了解早期预防、治疗和后期护理知识尤为重要。

在人体腹部深处有一个非常不显眼的小器官——胰腺。胰腺是一个狭长的腺体,横置于腹部后壁 1~2 腰椎体平面,分胰头、胰颈、胰体、胰尾四部分。胰管位于胰腺实质内,其走行与胰的长轴一致,从胰尾经胰体走向胰头,沿途接受许多小叶间导管,最后于十二指肠降部的壁内与胆总管汇合成肝胰壶腹,开口于十二指肠乳头(图 11-2)。胰管和胆管常常共用一个开口,开口区域由括约肌控制,这个括约肌叫作奥迪括约肌。

胰腺分为外分泌部和内分泌部两部分。外分泌腺由腺泡和腺管组成,腺泡分泌胰液,胰液中含有碳酸氢钠、胰蛋白酶原、脂肪酶、淀粉酶等,参与糖、蛋白质、脂肪等物质的消化。正常情况下,胰腺内的胰酶是没有活性的,胰液只有通过胰管排入十二指肠,在肠液的作用下才会活化,起消化分解作用。内分泌腺由大小不同的细胞团——胰岛所组成。

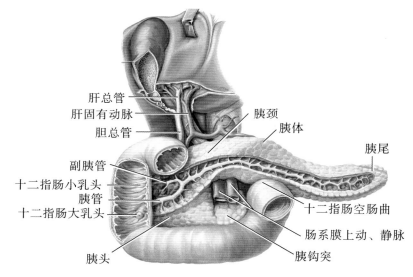

图 11-2　胰腺在身体的位置

第一节　急性胰腺炎

急性胰腺炎是常见的急腹症,其发病率为万分之七,近年来呈上升趋势。其中重症急性胰腺炎起病凶险、病死率高,是消化系统常见的危重疾病。急性胰腺炎的总病死率可达4.6%。

一、急性胰腺炎的定义

急性胰腺炎是指因胰酶异常激活对胰腺自身及周围器官产生消化作用而引起的,以胰腺局部炎症反应为主要特征,可以导致器官功能障碍的急腹症。任何原因引起的流出道受到阻碍,或者奥迪括约肌痉挛或流出道前端压力过高,都可能导致胰液无法顺利流入十二指肠,或者胆汁、肠液逆流到胰管内,导致胰酶对胰腺"自身消化",引发急性胰腺炎。

二、急性胰腺炎的病因

急性胰腺炎病因众多,不同病因引起的急性胰腺炎的患者年龄、性别分布及疾病严重程度各不相同。

1. 在我国,胆石症仍是急性胰腺炎的主要病因,老年人以胆源性胰腺炎居多。

2. 高甘油三酯血症性及酒精性急性胰腺炎常发生于年轻男性患者。

3. 其他病因包括药物性、感染和中毒性、内镜逆行胰胆管造影术后、创伤、高钙血症、免疫性、遗传性、妊娠等。

三、急性胰腺炎的诊断

(一)症状

1. 急性胰腺炎的典型症状为急性发作的持续性上腹部剧烈疼痛,常向背部放射,伴有腹胀、恶心、呕吐,且呕吐后疼痛不缓解。但腹痛并不是急性胰腺炎的特异性症状,以急性腹痛为首发症状的疾病众多,早期鉴别尤为重要(表11-1)。

表 11-1　腹痛的常见鉴别诊断

临床症状	常见疾病
暴饮暴食、酗酒、进食油腻食物后持续中上腹痛	急性胰腺炎
酗酒、进食刺激食物后上腹痛	急性胃炎、消化性溃疡
受凉、进食刺激性食物后腹部绞痛	胃肠痉挛
进食油腻食物后持续右上腹痛伴发热、黄疸	急性胆囊炎、胆结石发作
弥漫性腹痛伴停止排便排气	肠梗阻
脐周痛逐渐转移至右下腹痛	急性阑尾炎
既往消化性溃疡病史突发剧烈腹痛	溃疡穿孔
阵发性剑突下钻顶样疼痛	胆道蛔虫症
外伤史后突发腹痛	脏器破裂
中腹部、腰部疼痛向下放射伴血尿	泌尿系统结石
既往有心血管疾病病史,突发剧烈腹痛	血管栓塞、动脉夹层
腹痛向肩部放射伴心慌、胸闷	心肌梗死、心绞痛
腹痛伴腹壁皮肤出疹	带状疱疹、紫癜
腹痛与月经相关	子宫内膜异位症
育龄女性突发下腹痛	异位妊娠、卵巢囊肿蒂扭转

2.部分急性胰腺炎患者可出现心动过速、低血压、少尿等休克表现,严重脱水和老年患者可出现精神状态改变。重症患者除了胰腺自身炎症外,还会并发多个器官功能障碍,损害呼吸功能、肾功能,影响心血管系统、神经系统等。

（二）体征

部分轻症急性胰腺炎患者仅表现为腹部压痛,重者可出现腹膜刺激征(腹部有压痛、反跳痛、腹肌紧张),偶见格雷·特纳征(腰肋部皮下瘀斑征)和卡伦征(脐周皮下瘀斑)。

（三）辅助检查

1. 急性胰腺炎患者实验室检查可见血清淀粉酶及脂肪酶升高。

2. 腹部 CT 是诊断急性胰腺炎的重要影像学检查方法,早期腹部 CT 表现为胰腺水肿、胰腺周围渗出(图 11-3)和(或)胰腺周围组织坏死等。

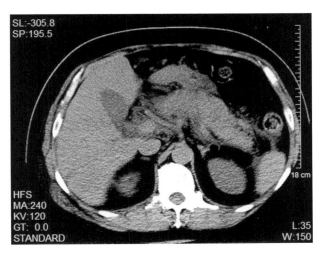

图 11-3　胰腺炎的腹部 CT 表现

3. 持久空腹血糖高于 10 mmol/L,提示胰腺坏死。

4. 低钙血症(<2 mmol/L)常见于重症急性胰腺炎。

（四）诊断标准

以下 3 项指标符合 2 项即可诊断为急性胰腺炎:①上腹部持续性疼痛;②血清淀粉酶和(或)脂肪酶浓度至少高于正常上限值 3 倍;③腹部影像学检查结果显示符合急性胰腺炎影像学改变。

四、急性胰腺炎的并发症

急性胰腺炎的并发症包括全身并发症和局部并发症。全身并发症主要有全身炎症反应综合征、脓毒症、多器官功能障碍综合征、腹腔高压及腹腔间隔室综合征;局部并发症主要与胰腺和胰周液体积聚、组织坏死有关,包括早期(发病时间≤4周)的急性胰周液体积聚、急性坏死物积聚,以及后期(发病时间>4周)的胰腺假性囊肿、包裹性坏死。其他并发症还包括消化道出血、腹腔出血、胆管梗阻、肠梗阻、肠瘘等。

五、急性胰腺炎的分级

根据疾病的严重程度,急性胰腺炎分为轻症急性胰腺炎、中重症急性胰腺炎及重症急性胰腺炎(表11-2)。

表11-2　急性胰腺炎的分级

分级	占比	器官功能障碍	并发症	病死率	恢复期/周	随访时间/月
轻症急性胰腺炎	80%~85%	未伴有	未伴有	极低	1~2	6
中重症急性胰腺炎	5%~15%	一过性(≤48小时)	局部并发症	早期低合并感染高	>2	18
重症急性胰腺炎	5%~10%	持续性(>48小时)	局部或全身并发症	高	>2	>18

六、急性胰腺炎治疗

急性胰腺炎起病急、病情变化快,重症病死率高,早期及时、正确的临床处置可以最大限度减少胰腺炎症对机体的损伤、缩短病程、改善预后。

(一)居家处理

如果您近几天有暴饮暴食或大量进食高脂、油腻食物,大量饮酒的情况,或既往有胆结石、高血脂,突然出现剧烈中上腹痛,吃了"胃药"或改变体位、休息后仍然不缓解,甚至伴有发热,那么需要警惕急性胰腺炎!

您需要卧床休息,禁食水,立即前往医院急诊科或者消化内科就诊,进行血常规、血淀粉酶、腹部彩超或者 CT 检查等明确诊断。

（二）早期治疗

1.急性胰腺炎确诊后需要充分静脉补充液体,早期液体治疗可改善组织灌注。

2.严格禁饮食,胃肠减压,营养支持治疗,在胃肠功能耐受的情况下,尽早开展经口或肠内营养。

3.合并感染的患者,加用抗菌药物,根据细菌培养和药物敏感试验结果调整抗菌药物。

4.配合使用抑制胰酶分泌和活性的药物(生长抑素/奥曲肽等)。

5.中药(大黄、芒硝及复方制剂,如清胰汤、大承气汤等)有助于促进患者胃肠道功能恢复,减轻腹痛、腹胀症状。

6.高脂血症胰腺炎应尽快将甘油三酯水平降至<5.65 mmol/L。

7.胆源性胰腺炎合并胆管炎、胆管梗阻的患者尽快行经内镜逆行胰胆管造影治疗。

8.疼痛是急性胰腺炎的主要症状,明显疼痛的急性胰腺炎患者可使用阿片类药物和非甾体抗炎药镇痛治疗。

（三）后期治疗

急性胰腺炎的后期治疗主要针对其各种并发症和器官功能障碍,其治疗需要多学科参与。除上述常规治疗外,激素、腹腔灌洗、连续性血液净化都可以起到阻止病情发展、缓解症状等作用。当内科治疗无效、胰腺坏死广泛严重者,可考虑外科手术清除坏死组织。

七、急性胰腺炎的随访

急性胰腺炎患者治愈后,1 年内胰腺外分泌功能不全的发生率为 61%～85%,部分患者的外分泌功能不全会持续 6～18 个月;约 1/3 的患者会出现胰腺内分泌功能不全,约 40% 的患者会在急性胰腺炎后出现糖尿病或糖尿病前期表现。因此,急性胰腺炎患者康复后均需进行规律随访。轻症患者随访至出院后 6 个月,中重症患者至少随访至出院后 18 个月。每 6 个月对胰腺功能进行评估,并注意有无出现远期并发症及病因(如胆结石、高脂血症)是否去除。

八、急性胰腺炎的预防

研究发现,21% 的首发急性胰腺炎患者会发展为复发性急性胰腺炎。因此,急性胰腺炎患者应了解相关知识,注重平时预防,防止复发。病因治疗是预防急性胰腺炎反复发作的主要手段。

(一)积极治疗胆道疾病

胆总管和胰管末端汇合共同开口于十二指肠乳头,因此当胆管内出现结石、占位并堵塞了共同出口时都会导致胰液流出受阻,胰、胆液逆流引发胰腺炎。所以,当发现胆囊结石、胆总管结石、胆道占位等胆道疾病时应及时治疗,以防引发急性胰腺炎。腹腔镜胆囊切除术是预防胆源性胰腺炎复发的主要手段,原则上应尽早进行。

(二)控制体重,避免肥胖

肥胖是急性胰腺炎的重要危险因素,不仅增加急性胰腺炎的发病率,而且会加重病情。体重指数(BMI)是一个反映身体超重与肥胖的指标,BMI≥28 kg/m² 为超重。除了 BMI 外,腰围也是一项反映肥胖的重要指标。男性腰围超过 85 cm,女性腰围超过 80 cm 就属于腹型肥胖。有研究表明,随着腰围的增加,重症胰腺炎的患病率逐渐升高,腹型肥胖是导致急性胰腺炎患者死亡的重要危险因素。因此要养成良好的生活习惯,合理调整饮食,坚持适当运动,防止超重和肥胖。

(三)戒酒

我国酒精性胰腺炎发病率逐渐增加,仅次于胆源性胰腺炎和高血脂性胰腺炎。酒精可直接刺激胰液和胰酶分泌,引起十二指肠乳头水肿、奥迪括约肌痉挛,导致胰管梗阻,胰管内压力增高,引发胰腺炎发作。酒精对胰腺细胞会产生直接毒害作用,酒精性胰腺炎好发于中青年男性,临床表现更重,并发症更多,病死率更高,容易复发。因此,戒酒是预防酒精性急性胰腺炎的直接有效办法。即便是入院后短期戒酒，对预防酒精性急性胰腺炎反复发作亦有作用。

(四)定期体检,关注血脂

随着饮食结构的改变，"三高"不仅是中老年人应该控制的项目，也是中青年人需关注警惕的"隐形杀手"。高脂血症，尤其是高甘油三酯血症是急性胰腺炎发病的三大诱因之一。当空腹甘油三酯>1.7 mmol/L 时就可以诊断为高甘油三酯血症，发病时甘油三酯≥11.3 mmol/L 就可以诊断为高甘油三酯血症性急性胰腺炎。既往高脂血症者应坚持低脂饮食，把甘油三酯控制在正常水平，如果血脂控制效果不佳者，需要口服降脂药物治疗。

(五)避免暴饮暴食

节假日、应酬场合中会出现短时间内大量进食高蛋白、高脂肪饮食以及大量酒水，这些食物均会刺激胰腺分泌大量胰液来消化食物，酒会导致奥迪括约肌痉挛，诱发急性胰腺炎。"上工治未病"，管好嘴，荤素搭配，合理饮食，忌暴饮暴食和酗酒，才能从根源上避免疾病发生。

第二节　慢性胰腺炎

慢性胰腺炎是一种迁延不愈的难治性疾病，因症状顽固、反复发作、患胰腺癌的风险增加，需终身治疗。近年来，慢性胰腺炎在全球发病率呈上升趋势，目前对于其发病机制尚不清楚。

一、慢性胰腺炎的定义

慢性胰腺炎是一种由遗传、环境等因素引起的胰腺组织进行性慢性炎症性疾病。临床以反复发作的上腹部疼痛，胰腺内、外分泌功能不全为主要表现，可伴有胰管结石、胰腺实质钙化、胰管狭窄、胰管不规则扩张、胰腺假性囊肿形成等。

二、慢性胰腺炎的病因

慢性胰腺炎病因复杂,由遗传、环境及其他致病因素共同引起。

(一)酗酒

酒精因素是慢性胰腺炎的明确危险因素,已经成为我国慢性胰腺炎的第一致病因素。酒精的摄入量和饮酒时间与发病率密切相关。酒精性慢性胰腺炎是指慢性胰腺炎患者平均乙醇摄入量男性超过80 g/天、女性超过60 g/天,持续 2 年或以上,排除其他病因引起的慢性胰腺炎。

(二)复发性急性胰腺炎

复发性急性胰腺炎是形成慢性胰腺炎的高危因素,约 1/3 的复发性急性胰腺炎患者最终演变为慢性胰腺炎。复发性急性胰腺炎是指患者至少有 2 次急性胰腺炎发作史,缓解期无胰腺组织或功能异常改变,是一种特殊类型的胰腺炎。

(三)遗传因素

遗传因素在慢性胰腺炎发病中起重要作用,遗传性慢性胰腺炎是指慢性胰腺炎患者家族中,在两代或以上的亲属中,存在至少 2 个一级亲属或至少 3 个二级亲属患慢性胰腺炎或者复发性急性胰腺炎。

(四)吸烟

吸烟是慢性胰腺炎独立的危险因素。吸烟可能会引起胰腺腺泡结构减少、炎症发生、纤维化形成等。

(五)其他

其他致病因素还包括高脂血症、高钙血症、胰腺先天性解剖异常、胆道疾病、胰腺外伤或手术、自身免疫病等。

三、慢性胰腺炎的症状

慢性胰腺炎的临床症状繁多且无特异性。典型病例可出现五联症,即上腹疼痛、胰腺钙化、胰腺假性囊肿、糖尿病及脂肪泻。但是同时具备上述五联症的患者较少,临床上常以某一种或某些症状为主要特征。

(一)腹痛

慢性胰腺炎最主要的症状为上腹部疼痛,向腰背部放射。80%以上的患者为间歇性疼痛,疼痛发作间歇期无不适症状,可持续数月至数年;约5%的患者为持续性腹痛,表现为长期连续的疼痛或频繁的疼痛加重;还有约10%的患者无腹痛表现。

(二)消瘦

慢性胰腺炎会累及胰腺外分泌功能,影响多种消化酶分泌。由于消化吸收功能障碍可导致消瘦、体重减轻、营养不良等,青少年患者会影响发育。

(三)腹泻

约20%的患者有慢性腹泻症状,病情进展到晚期时甚至出现油花样的脂肪泻。我国慢性胰腺炎患者脂肪泻发生率为22.9%。

(四)血糖异常

慢性胰腺炎累及胰腺内分泌功能引起血糖异常,表现为糖耐量异常或者糖尿病。我国慢性胰腺炎患者糖尿病发生率为28.3%。

(五)其他

慢性胰腺炎其他临床症状包括腹胀、黄疸,合并症体现在胰腺假性囊肿、胰管狭窄、胰管结石,甚至出现胰瘘、胰源性门静脉高压、胰源性胸腹水,携带基因突变者有5%~10%会进展为胰腺癌。

四、慢性胰腺炎的诊断

慢性胰腺炎患者常常症状不典型,确诊相对困难,目前国内《慢性胰腺炎诊治指南》建议的诊断标准(图11-4):主要诊断依据满足一项即可确诊;影像学或者病理呈现不典型表现,同时次要诊断依据至少满足两项亦可确诊。

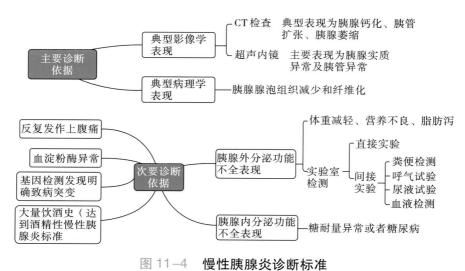

图 11-4　慢性胰腺炎诊断标准

五、慢性胰腺炎的分期

根据慢性胰腺炎的病程和临床表现,分为 5 期(表 11-3),对治疗方案选择和疗效评估具有指导意义。

表 11-3　不同分期的慢性胰腺炎的临床特征

临床分期	临床特征
0 期(亚临床期)	无症状
1 期(无胰腺功能不全)	腹痛或急性胰腺炎
2 期(部分胰腺功能不全)	胰腺内分泌或外分泌功能不全
3 期(完全胰腺功能不全)	同时出现胰腺内外分泌功能不全
4 期(无痛终末期)	同时出现胰腺内外分泌功能不全且无疼痛症状

六、慢性胰腺炎的治疗

(一)慢性胰腺炎的治疗原则

祛除病因、控制症状、改善胰腺功能、治疗并发症和提高生活质量等。

1. 一般治疗　慢性胰腺炎患者需改善生活方式,禁酒、戒烟,避免过量高脂、高蛋白饮食,适当运动。

2. 内科治疗

(1)药物治疗:外源性胰酶替代治疗(疗效不佳时可加服 PPI);脂溶性维生素缺乏时可适当补充维生素 D;控制血糖(可选用二甲双胍,口服药物效果不佳时改为胰岛素治疗),控制血脂。

(2)疼痛治疗:镇痛药物选择应由弱到强阶梯用药,尽量口服用药。第一阶梯首选对乙酰氨基酚等非甾体抗炎药,第二阶梯选择曲马多等弱阿片类镇痛药,第三阶梯治疗选用吗啡等强阿片类镇痛药。此外,普瑞巴林等可作为辅助镇痛药。

(3)介入治疗:当出现胰管狭窄、胰管结石、胰腺假性囊肿、胆管狭窄时可采用 ERCP 治疗缓解症状。

3. 手术治疗　当出现以下情况时进行外科手术治疗。

(1)保守治疗或者内镜微创治疗不能缓解的顽固性疼痛。

(2)并发胆道梗阻、十二指肠梗阻、胰腺假性囊肿、胰源性门静脉高压伴出血、胰瘘、胰源性腹水、假性动脉瘤等,不适于内科及介入治疗或治疗无效者。

(3)怀疑恶变者。

(4)多次内镜微创治疗失败者。

(二)慢性胰腺炎的治疗流程

慢性胰腺炎的治疗复杂,需要内科、外科、消化内镜、麻醉及营养等多学科的综合治疗,治疗流程见图 11-5。

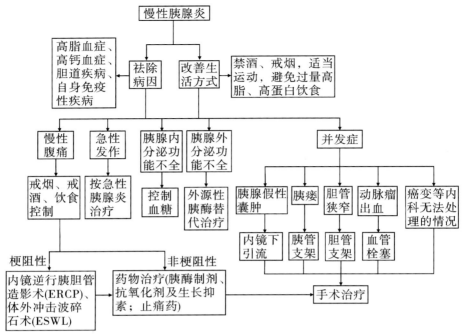

图 11-5　慢性胰腺炎的治疗流程

七、慢性胰腺炎的预防

慢性胰腺炎的发生是在遗传因素基础上,由环境因素诱发的。因此,减少危险因素的刺激,预防慢性胰腺炎的发生及进展,能最大限度提高患者生活质量。

1.合理饮食,低脂清淡,防止暴饮暴食对预防慢性胰腺炎非常重要。

2.酒精是慢性胰腺炎的重要发病原因之一,故从青年开始就应该养成不酗酒或者避免饮酒的良好习惯。慢性胰腺炎患者为防止病情发展,必须彻底戒酒。

3.戒烟应贯穿慢性胰腺炎预防和治疗全过程。

4.积极防治相关疾病。胆系疾病是常见病、多发病,积极防治胆系疾病是预防慢性胰腺炎的重要措施。此外,与慢性胰腺炎发病有关甲状旁腺功能亢进、高脂血症、高钙血症等疾病也必须积极防治。

5. 彻底治疗急性胰腺炎,慢性胰腺炎患者中相当一部分有急性胰腺炎病史,急性胰腺炎患者,必须积极治疗、彻底治愈,密切随访,防止复发性急性胰腺炎发展成为慢性胰腺炎。

（杨竞　张洋洋）

参考文献

［1］唐承薇,张澍田.内科学·消化内科分册［M］.北京:人民卫生出版社,2017.

［2］潘曙明.急诊鉴别诊断［M］.北京:人民卫生出版社,2017.

［3］中华医学会消化病学分会幽门螺杆菌学组.第六次全国幽门螺杆菌感染处理共识报告［J］.中华消化杂志,2022,42(05):289-303.

［4］MALFERTHEINER P,MEGRAUD F,O'MORAIN C A,et al. Management of Helicobacter pylori infection－the Maastricht V/Florence Consensus Report［J］. Gut,2017,66(1):6-30.

［5］房静远,杜奕奇,刘文忠,等.中国慢性胃炎共识意见(2017 年,上海)［J］.中华消化杂志,2017,37(11):721-738.

［6］袁耀宗,汤玉茗.消化性溃疡病诊断与治疗规范(2013 年,深圳)［J］.中华消化杂志,2014,34(2):73-76.

［7］中国医师协会消化医师分会胃食管反流病专业委员会,中华医学会消化内镜学分会食管疾病协作组.2020 年中国胃食管反流病内镜治疗专家共识［J］.中华消化内镜杂志,2021,38(1):1-12.

［8］陈思旭,林忆萍,郝建宇,等.以食管外症状为主要表现的胃食管反流病诊断方法的研究进展［J］.中华胃食管反流病电子杂志,2021,8(1):32-36.

［9］CHANG L,CHEY W D,KELLOW J,等. 功能性胃肠病:肠－脑互动异常. 第 1 卷［M］.方秀才,侯晓华,主译. 北京:科学出版社,2016.

［10］中华医学会消化病学分会胃肠功能性疾病协作组,中华医学会消化病学分会胃肠动力学组.2020 年中国肠易激综合征专家共识意见［J］.中华消化杂志,2020,40(12):803-818.

［11］中华医学会消化病学分会胃肠动力学组,中华医学会消化病学分会功能性胃肠病协作组.中国慢性便秘专家共识意见(2019,广州)［J］.中华消化杂志,2019,39(9):577-598.

［12］葛均波,徐永建,王辰.内科学［M］.北京:人民卫生出版社,2018.

［13］杨月欣.中国食物成分表:标准版.第二册［M］.北京:北京大学医学出版社,2019.

［14］陈孝平,汪建平,赵继宗.外科学［M］.9 版.北京:人民卫生出版社,2018.

［15］结肠镜结合中医药治疗阑尾炎专家共识(2016 版)［J］.微创医学,2017,12(4):453-464.

［16］SALMINEN P,PAAJANEN H,RAUTIO T,et al. Antibiotic therapy vs appendectomy for treatment of uncomplicated acute appendicitis: the APPAC Randomized Clinical Trial［J］. JAMA,2015,3139(23): 2340-2348.

［17］The CODA Collaborative(2020). A randomized trial comparing antibiotics with appendectomy for appendicitis［J］. N Engl J Med,2020, 383(20):1907-1919.

［18］中国中西医结合学会大肠肛门病专业委员会.中国痔病诊疗指南(2020)［J］.结直肠肛门外科,2020,26(5):519-533.

［19］赫捷,陈万青,李兆申,等.中国食管癌筛查与早诊早治指南(2022,北京)［J］.中华肿瘤杂志,2022,44(6):491-522.

［20］中华医学会肿瘤学分会,中华医学会杂志社.中华医学会胃癌临床诊疗指南(2021 版)［J］.中华医学杂志,2022,102(16):21.

［21］国家消化系统疾病临床医学研究中心,中华医学会内镜学分会,中国抗癌协会肿瘤内镜专业委员会.中国结直肠癌癌前病变和癌前状态处理策略专家共识［J］.中华消化内镜杂志,2022,39(1): 1-18.

［22］中华医学会外科学分会胃肠外科学组,中国医师协会外科医师分会胃肠道间质瘤诊疗专业委员会,中国临床肿瘤学会胃肠间质瘤专家委员会,等.胃肠间质瘤全程化管理中国专家共识(2020 版)［J］.中国实用外科杂志,2020,40(10):1109-1119.

［23］中华医学会内镜学分会.中国早期结直肠癌筛查及内镜诊治指南［J］.胃肠病学,2015(6):345-365.

［24］中国中西医结合学会消化系统疾病专业委员会.胆石症中西医结合诊疗共识意见（2017 年）［J］.中国中西医结合消化杂志,2018,26（2）:132-138

［25］刘厚宝,艾志龙,镇涛,等.胆道镜结合体内冲击波碎石治疗难取性肝内外胆管结石［J］.中国临床医学,2008,15（3）:348-349.

［26］刘昌,孟凡迪,王瑞涛.胆石症的基础研究及展望［J］.中国实用外科杂志,2021,41（1）:48-51.

［27］肖倩倩,王梦雨,范建高.亚太肝病研究学会代谢相关脂肪性肝病临床诊疗指南（治疗部分）简介［J］.临床肝胆病杂志,2021,37（1）:41-45.

［28］孙福荣,王炳元.肥胖与饮酒共存时脂肪肝的诊治策略［J］.中华肝脏病杂志,2020,28（3）:212-216.

［29］李莉.通过饮食和运动改变生活方式进行减肥治疗非酒精性脂肪性肝病（专家评述）:美国胃肠病协会临床实践更新［J］.胃肠病学和肝病学杂志,2021,30（11）:1201-1206.

［30］中国营养学会.中国居民膳食指南科学研究报告（2021）［M］.北京:人民卫生出版社,2021.

［31］中华医学会外科学分会胰腺外科学组.中国急性胰腺炎诊治指南（2021）［J］.中华外科杂志,2021,59（7）:578-587.

［32］LANKISCH P G,APTE M,BANKS P A.Acute pancreatitis［J］.Lancet,2015,386（9988）:85-96.

［33］王春耀,杜斌.重症急性胰腺炎诊治进展［J］.中华急诊医学杂志,2014,23（10）:1073-1075.

［34］沈珊珊,李洪祯,余媛媛.中国胰腺癌高危人群早期筛查和监测共识意见（2021,南京）［J］.临床肝胆病杂志,2022,38（5）:1016-1022.

［35］邹文斌,吴浩,胡良皞,等.慢性胰腺炎诊治指南（2018,广州）［J］.中华消化内镜杂志,2018,35（11）:814-822.